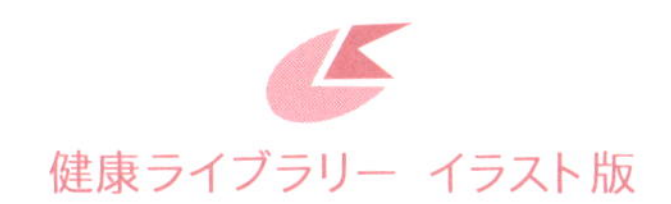

健康ライブラリー イラスト版

腎臓病のことがよくわかる本

群馬大学大学院医学系研究科
医療の質・安全学講座教授 小松康宏 監修

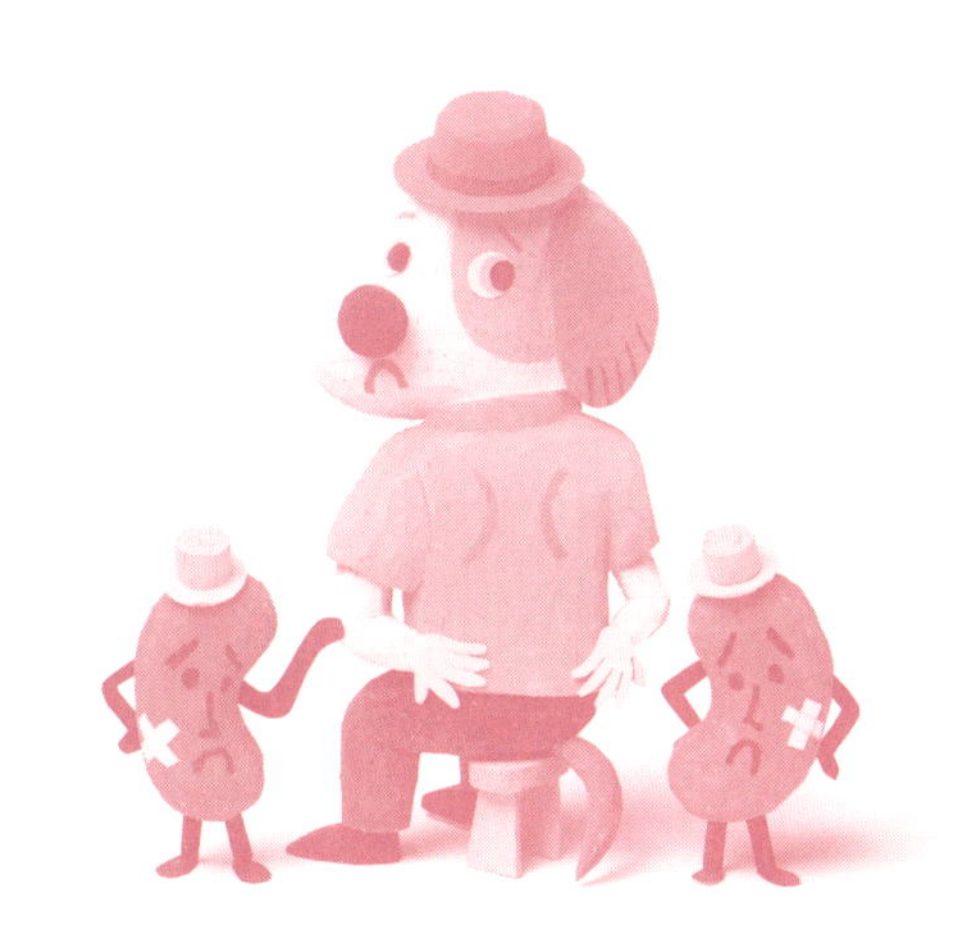

講談社

まえがき

「腎臓の働きに問題がありそうだ」という指摘は、多くの人にとって思いもよらないことかもしれません。そもそも腎臓という臓器が体のどこにあって、どんな働きをしているのか、はっきり答えられる人のほうが少ないでしょう。

　腎臓には、私たちが健康に生きていくために欠かせない、いくつかの大切な役割があるのですが、自分の存在を声高(こわだか)に主張することはありません。日夜黙々と働き続けている、とても控えめな臓器です。

「寡黙(かもく)な働きもの」というと、「頑丈」「丈夫」などという言葉が思い浮かぶかもしれませんが、腎臓はじつはこうしたキーワードからは遠い存在です。細かな血管がたくさん集まっているため、血管の障害をもたらすような病気——たとえば糖尿病や高血圧などがあると障害を受けやすい、繊細な臓器のひとつでもあります。

　腎臓病にはさまざまな種類がありますが、なかでも近年、注目されているのが「慢性腎臓病（ＣＫＤ）」です。腎臓の働きが少しずつ低下していき、後戻りできなくなっていく状態で、日本の大人のじつに八人に一人はＣＫＤをかかえていると推測されています。

　腎臓の働きが低下しても、自分ではほとんど気づくことができません。腎臓の働きが健康な状態の半分程度になっても自覚症状なし。なかには、二割程度になってしまっても、「なんの自覚症状もない」という人すらいます。けれど尿や血液には、自分で気づくよりずっと以前から「腎臓が弱っているサイン」が現れています。

　腎機能の低下を指摘されたら、「症状がないから大丈夫！」ではなく、「症状がない状態で見つかってよかった」と考え、対策を始めましょう。本書が腎臓を守るための生活をスタートさせるきっかけとなり、みなさんの健康を守る一助となれば、望外の喜びです。

群馬大学大学院医学系研究科
医療の質・安全学講座教授
小松　康宏

腎臓病のことがよくわかる本

もくじ

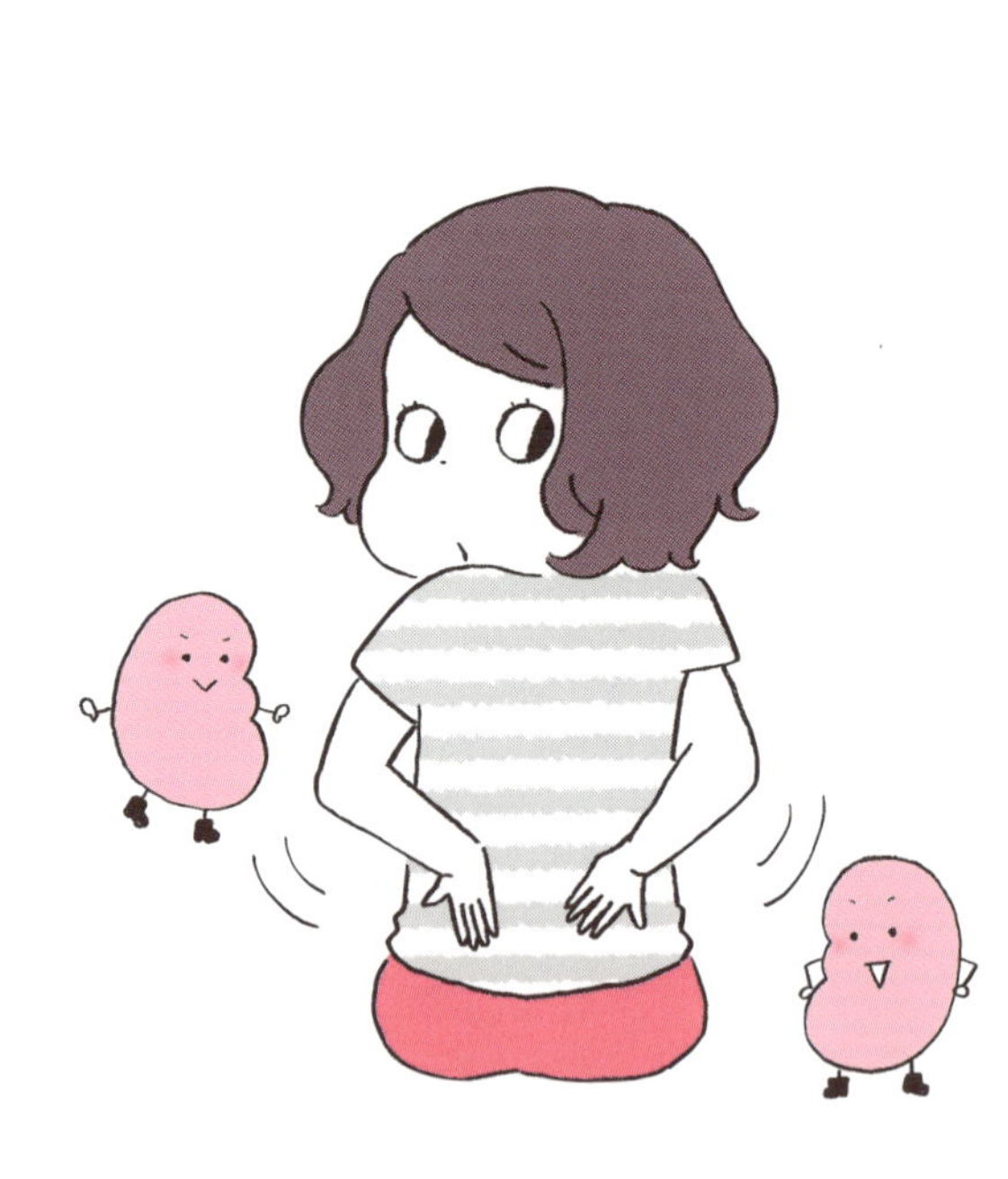

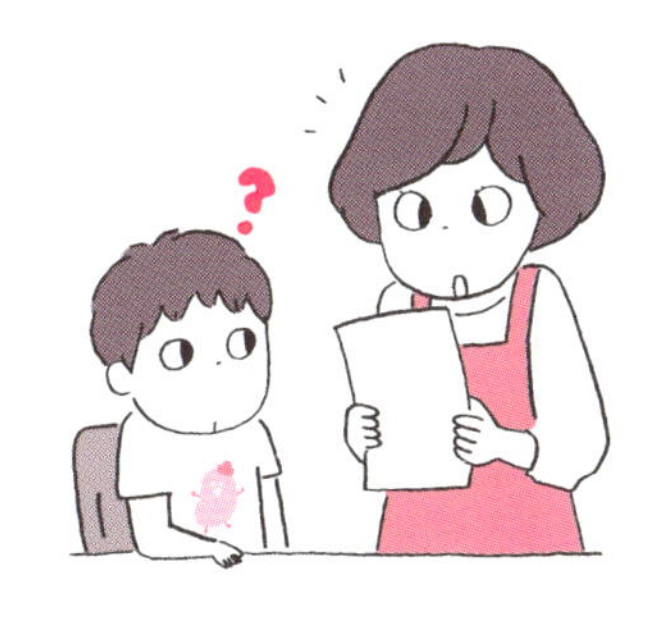

2 なにが起きている？ どうすればいい？ …… 23

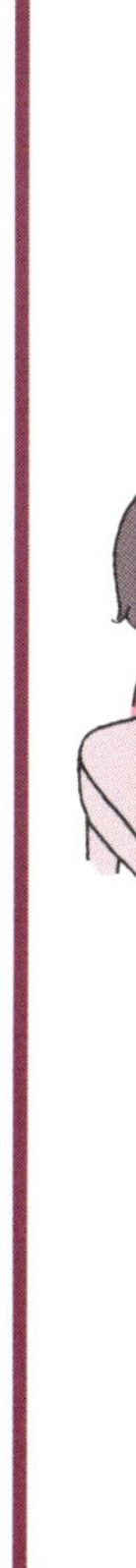

腎臓からのメッセージ

しのびよる腎臓病。早く気づいて適切な対応を！

「腎臓に問題あり」と指摘されても、これまで腎臓の存在など意識したこともなかったという人が多いのでは？　どんな臓器で、なにが問題になっているのか、簡単にお話ししておきましょう。

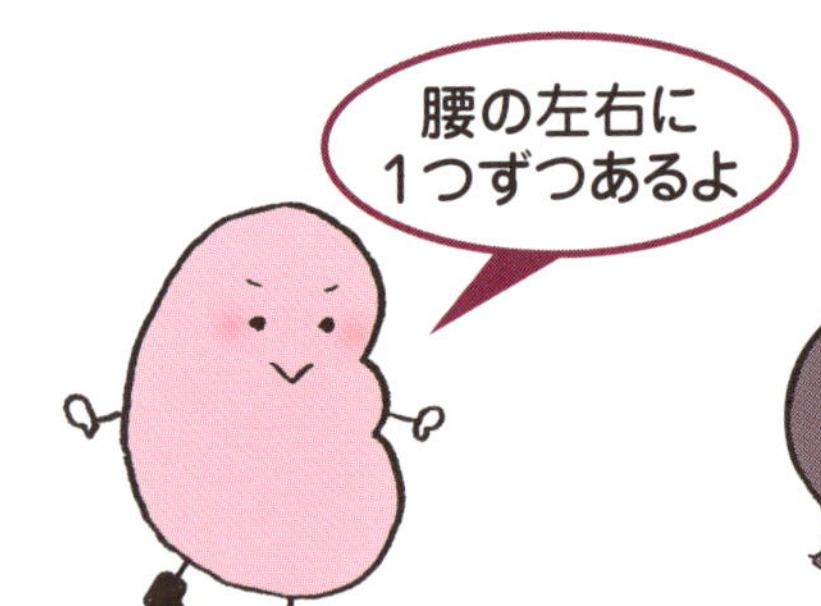
腰の左右に
1つずつあるよ

腎臓は、血液をきれいにしたり、体内の水分量を調節したりして体の中の環境を整える大切な働きをしています。

腎臓の働きが損なわれた状態が長く続き、だんだんと悪化していく状態を**慢性腎臓病（CKD）**といいます。なかなか症状は現れませんが、油断のならない危険な病気です。

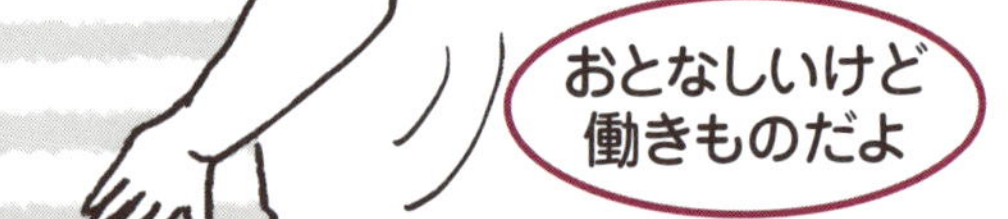
おとなしいけど
働きものだよ

腎臓の働きが急激に悪くなり、体調がいちじるしく悪化する状態を**急性腎障害（AKI）**といいます。一刻も早い手当てが必要ですが、多くは回復します。

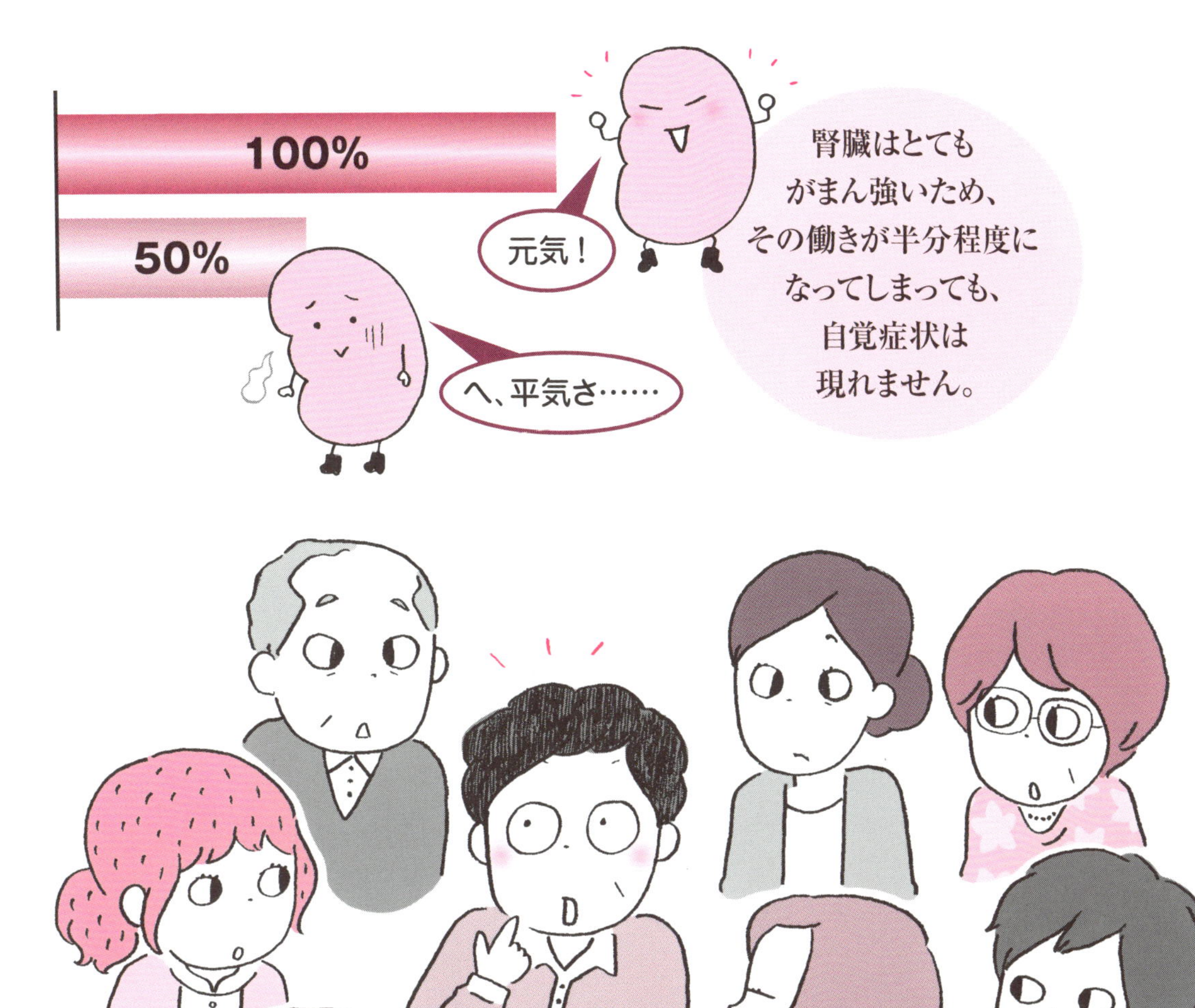

なんと、
おとなの8人に1人は、
慢性腎臓病の状態で
あることがわかって
います。

「体調はよい」と思っていても、腎臓は静かにむしばまれているかもしれません。定期的な健康診断を欠かさず、腎臓の様子をチェックしておくことが必要です。

▼慢性腎臓病を引き起こす主な原因

糖尿病

高血圧

肥満・メタボリックシンドローム

慢性糸球体腎炎

加齢

慢性腎臓病(CKD)

なぜ、
慢性腎臓病(CKD)が
危険なのか……。
その理由は2つ
あります。

心臓病や脳卒中が起きやすくなる!

慢性腎臓病の程度が軽くても、発症の危険性が高まることがわかっています。

透析が必要になる!

いちじるしく進行したら、機械で腎臓の働きを肩代わりしてもらう「透析」をしないと生きていけません。

▼慢性透析患者数の年次推移

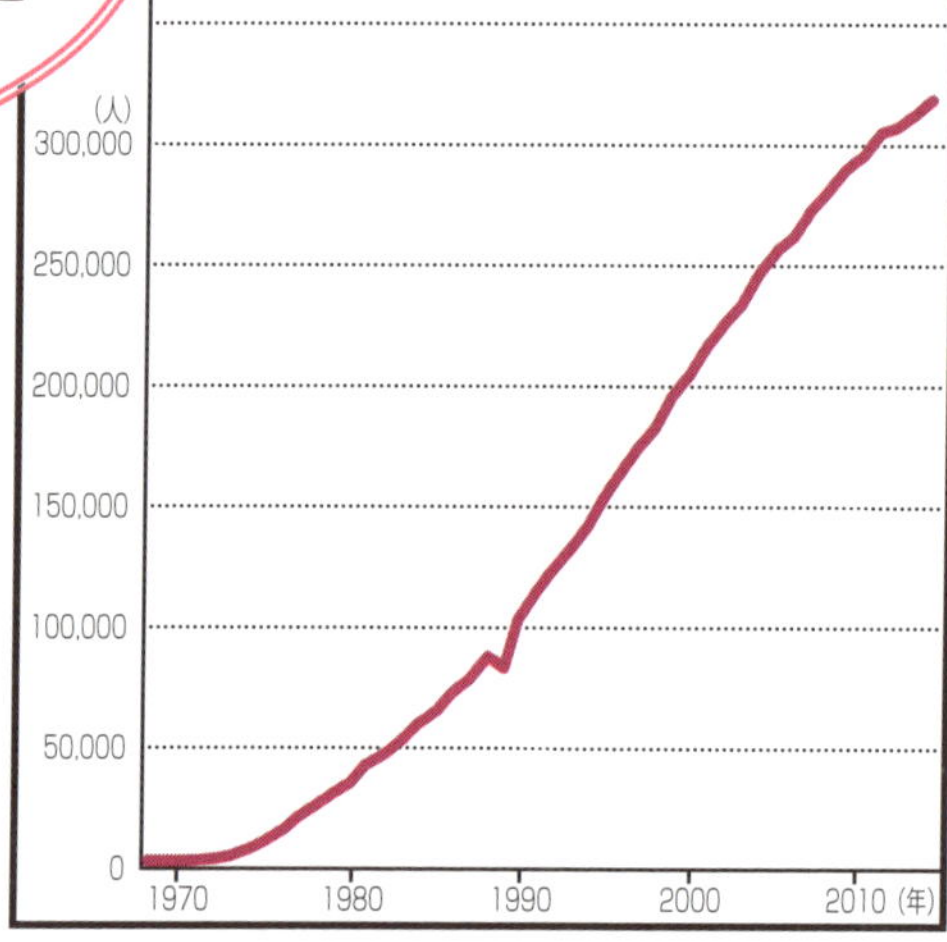

2011年に30万人を超え、2014年末には32万人に。高齢化の影響もあり増加し続けている

(日本透析医学会編「わが国の慢性透析療法の現況」2014年による)

慢性腎臓病(CKD)と
わかったら、進行を食い止めるために
今すぐ対策を始める必要があります。
あなた自身の取り組みが、あなたの腎臓を
守り、すこやかな生活を守るために
重要なのです。

よろしくね!

1
見逃さないで！ 腎臓からの危険信号

黙々と働き続ける腎臓。
その働きに不具合が生じると、尿や血液に変化が現れます。
腎臓からの救助サインに早く気づくには、
定期的な健康診断で、尿や血液を調べておくことが重要です。

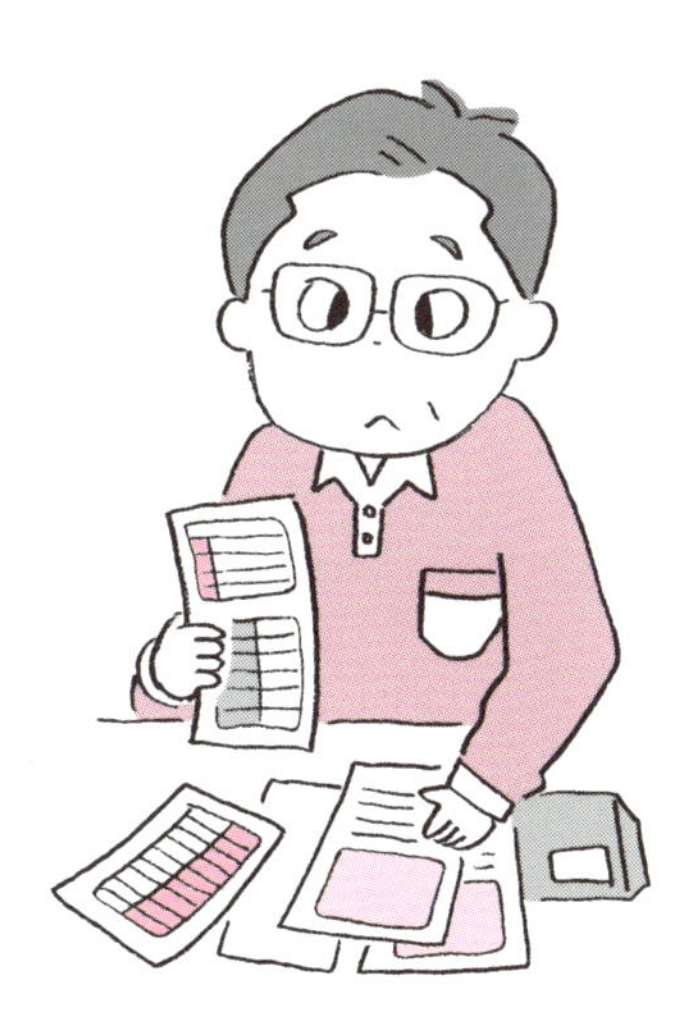

血液・尿・ホルモンにかかわる重要な臓器

私たちの体をつくる細胞が元気に働けるように、腎臓は体内の環境整備をしてくれています。腎臓の働きのおかげで、体内に不要なもの、有害なものがたまらずにすんでいるのです。

腎臓が果たしている主な役割

腎臓の働きはなかなか自覚しにくいもの。だからこそ、その働きぶりをしっかり知っておくべきでしょう。腎臓を守る取り組みがいかに重要であるか、おのずと明らかになるはずです。

▼背中側から見た腎臓の位置

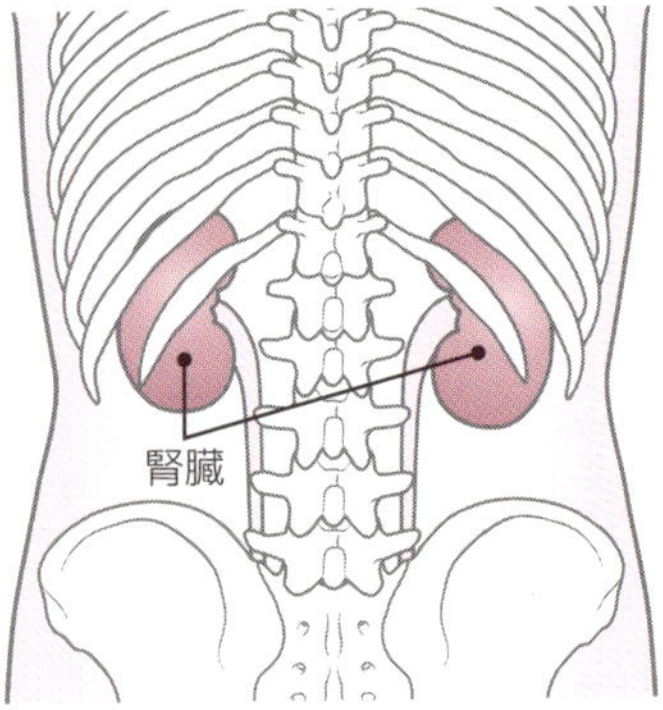

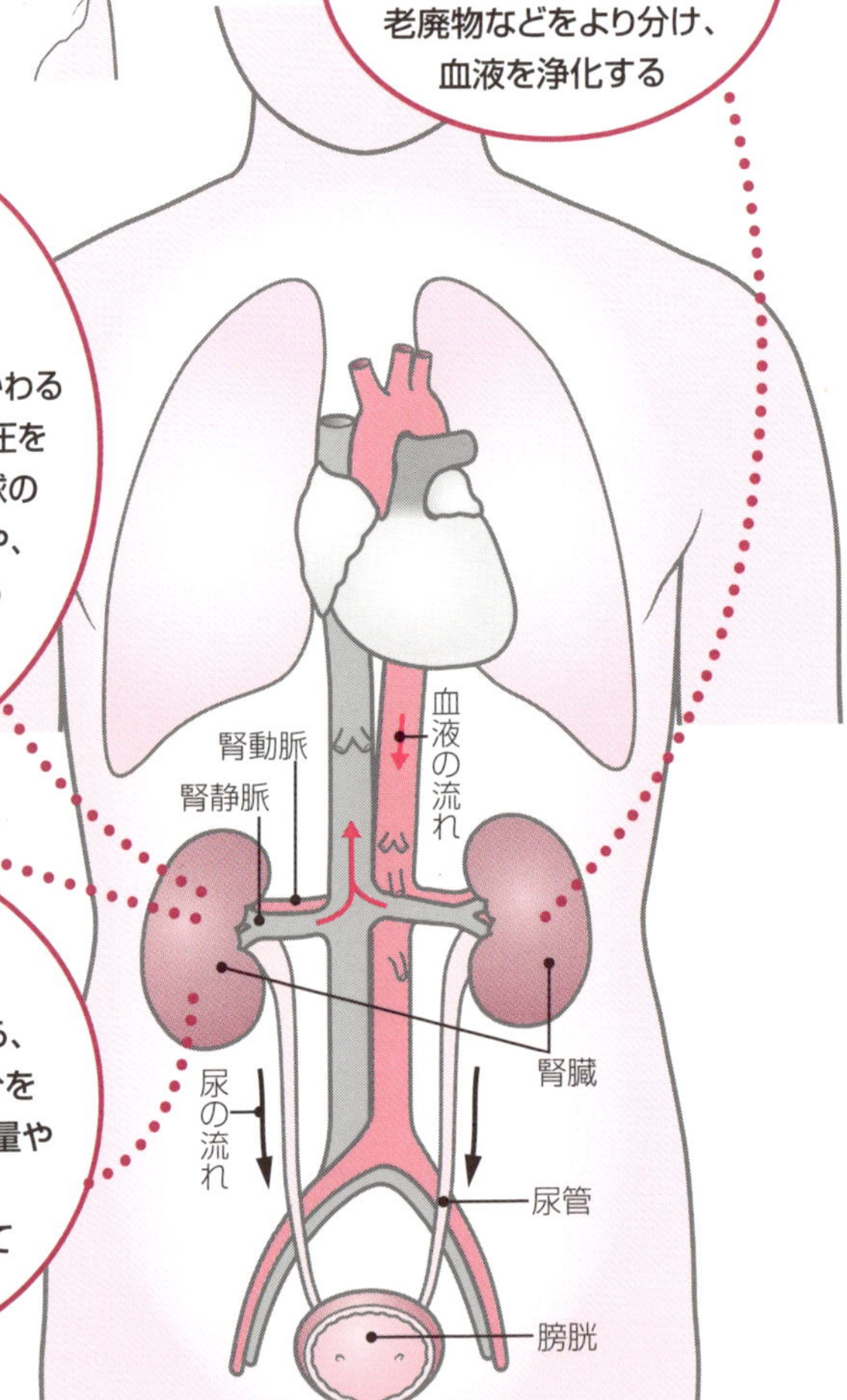

血液をきれいにする
血液に含まれている老廃物などをより分け、血液を浄化する

各種ホルモンを分泌する
血管の拡張・収縮にかかわるホルモンを分泌して血圧を調整。血液中の赤血球の生成を促すホルモンや、骨の強化にかかわるホルモンをつくる働きもある

尿をつくる
老廃物などを含む尿のもと（原尿）から、体に必要な水分や成分を再吸収し、体内の水分量や成分量を調整。残ったものが尿として排出される

体の「ゴミ」を取り除くしくみ

腎臓には糸球体といわれる毛細血管のかたまりのようなものがたくさんあります。糸球体から続く尿細管とともに、血液の浄化・尿の産生に働きます。

太い血管から大量の血液が腎臓へ

腎動脈は無数に枝分かれして、腎臓内の糸球体に流れ込んでいく

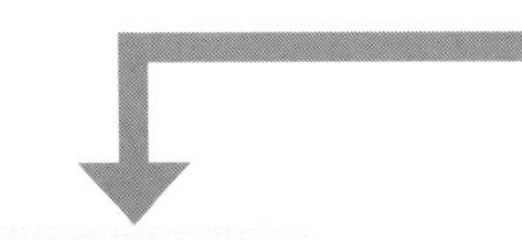

腎臓の「処理工場」は左右に100万個ずつ

1つの糸球体と尿細管のセットをネフロンという。ネフロンは左右の腎臓それぞれに約100万個ずつあり、血液をきれいにする処理工場として働いている

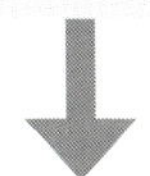

きれいになった血液は全身へ

糸球体を通過した血液と、原尿から再吸収されたた液体がまざったきれいな血液が、再び全身へ送り出される

不要なものは尿として体外へ

老廃物などを含む原尿は尿細管へ流れ込む。原尿に含まれる水分や栄養素のほとんどはここで再吸収され、不要なもののみ尿として排出される

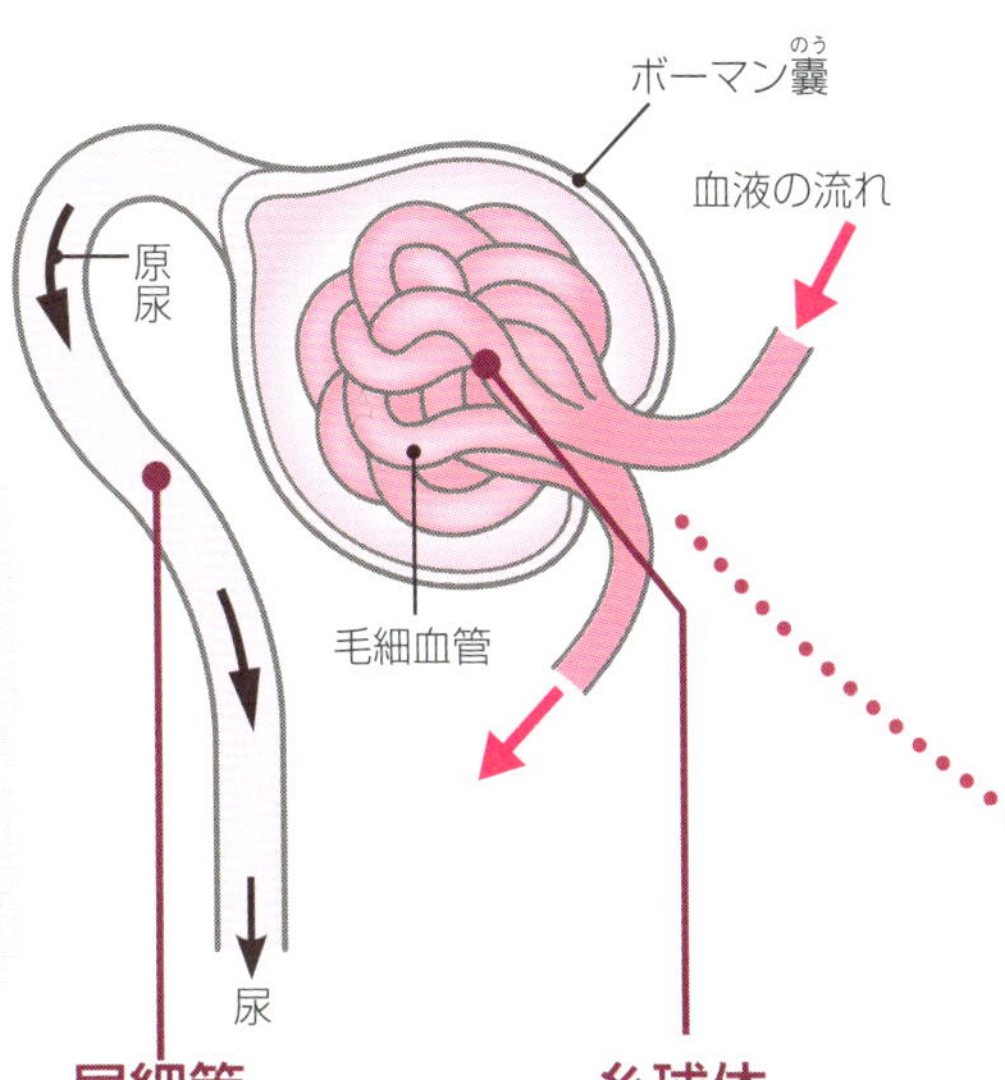

尿細管

糸球体を包むボーマン嚢からつながる原尿の通り道。尿管・膀胱・尿道へとつながっていく

糸球体

糸球体の豊富な毛細血管がフィルターとなり、老廃物などを含む原尿が毛細血管の小さな穴から血管外に排出される

ネフロン

腎臓の働きによって快適な環境が保たれる

体の中で生じる老廃物は体にとってはゴミのようなもの。そのままにしておけば、血液の流れにのって体中にゴミがたまっていきます。そうならないように、要らないものは片づけて、血液をきれいにしてくれるのが腎臓です。

腎臓がしっかり働いてくれることで、体の細胞の一つひとつが快適に活動できる環境がつくられていくのです。

症状でチェック

腎臓はがまん強い。病気になっても自覚症状は現れにくい

腎臓に病気が生じてその働きが低下しても、なかなか自覚症状は現れません。「なにか変だ」と気づくような症状が出始めるのは、腎臓の機能低下がかなり進んでからのことです。

腎機能と症状の現れ方

腎臓の働きを腎機能といいます。腎機能の低下とともに、さまざまなサインが現れ始めますが、早い段階で気づくためには定期的な検査が必要です。

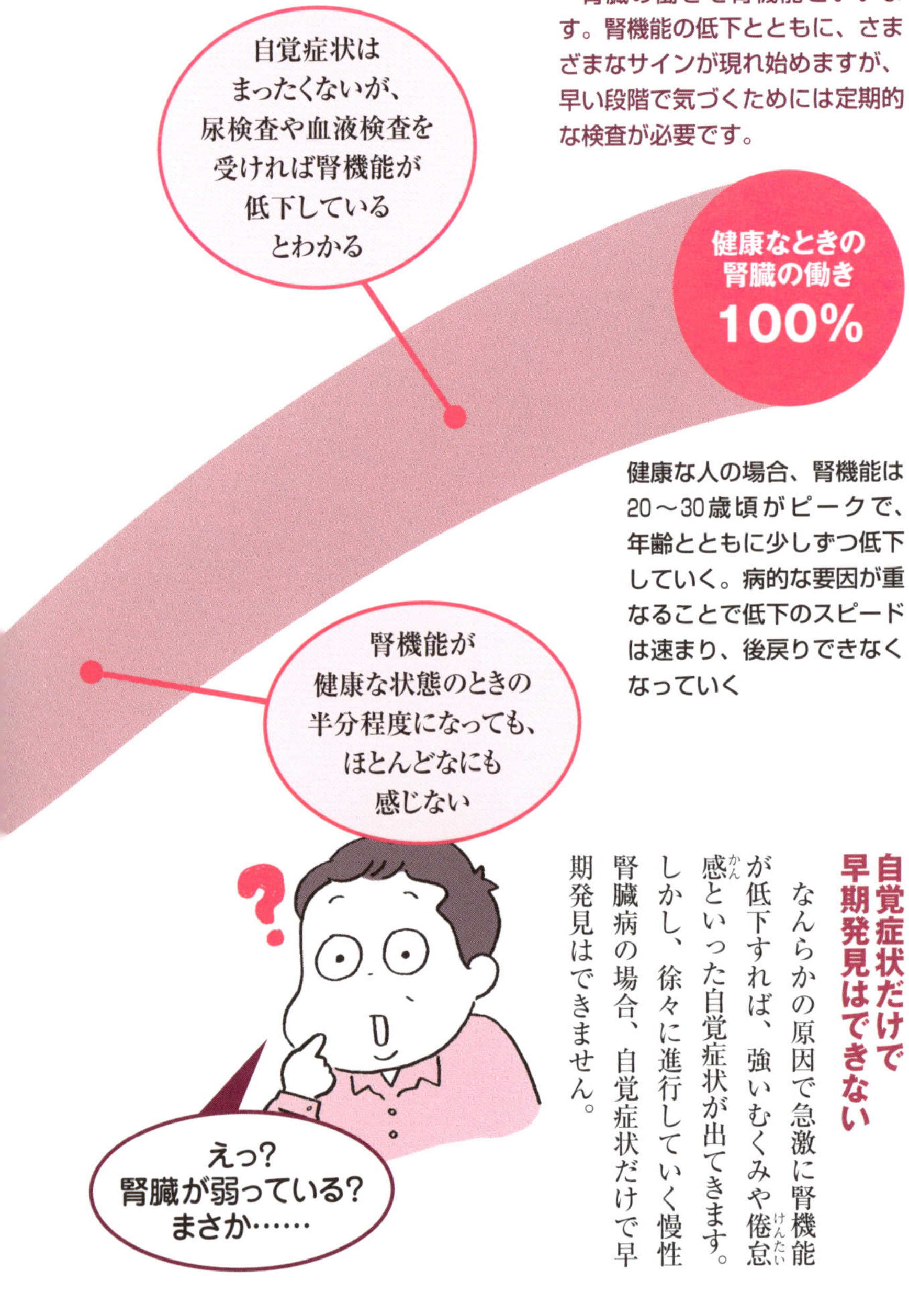

健康なときの腎臓の働き
100%

自覚症状はまったくないが、尿検査や血液検査を受ければ腎機能が低下しているとわかる

健康な人の場合、腎機能は20～30歳頃がピークで、年齢とともに少しずつ低下していく。病的な要因が重なることで低下のスピードは速まり、後戻りできなくなっていく

腎機能が健康な状態のときの半分程度になっても、ほとんどなにも感じない

えっ？
腎臓が弱っている？
まさか……

自覚症状だけで早期発見はできない

なんらかの原因で急激に腎機能が低下すれば、強いむくみや倦怠感といった自覚症状が出てきます。しかし、徐々に進行していく慢性腎臓病の場合、自覚症状だけで早期発見はできません。

早い段階で気づくには定期的な検査が必要

自覚症状が現れるのは、腎機能が残りわずかの状態になってから。そうなる前に定期的な検査で腎臓の状態を確かめておき、「問題あり」とわかったらすぐに対策を始めることが大切です。

▼進行するとみられる症状

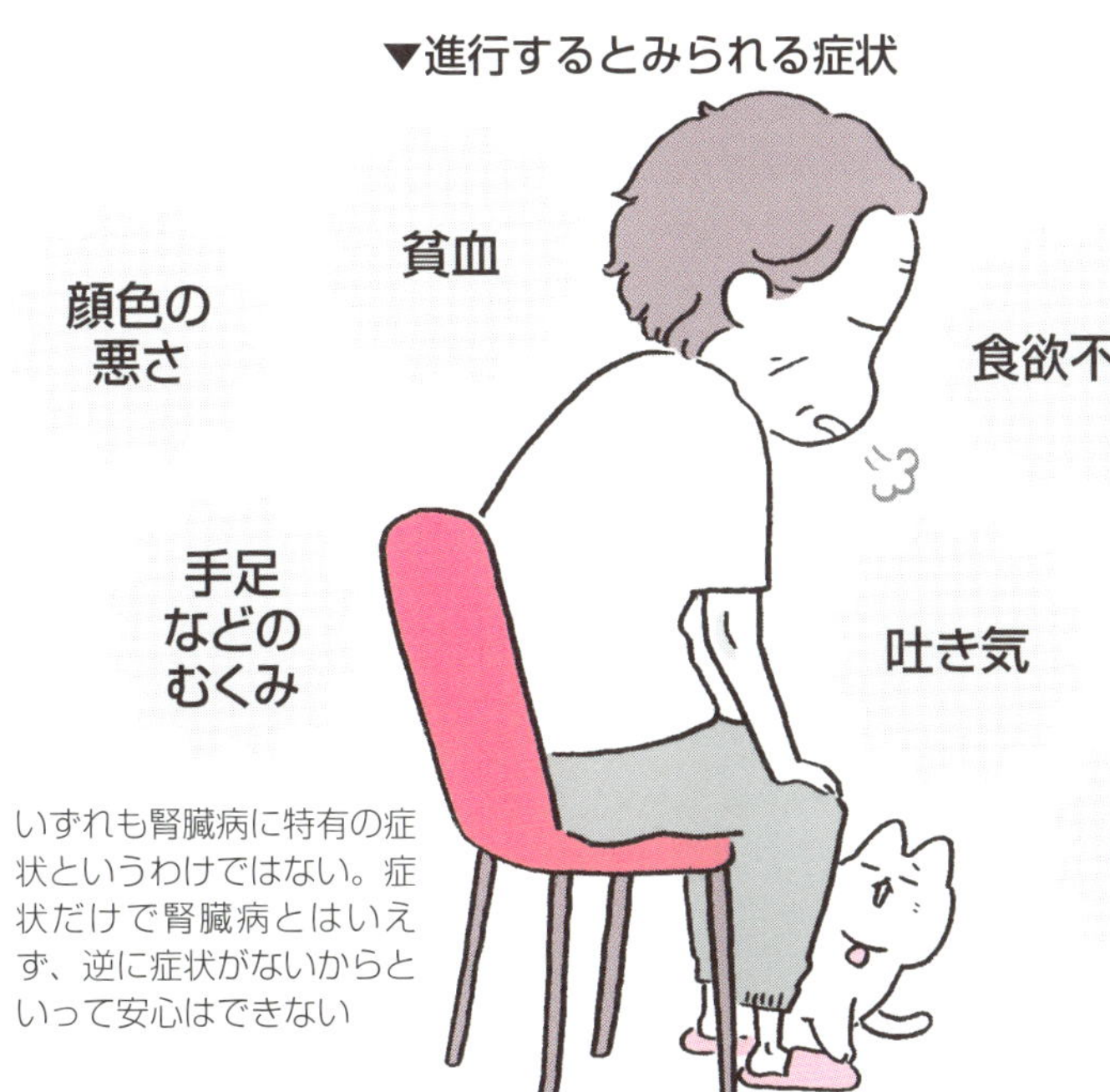

いずれも腎臓病に特有の症状というわけではない。症状だけで腎臓病とはいえず、逆に症状がないからといって安心はできない

正常時の30％以下になるとさまざまな不快症状が起きやすくなるが、10～20％程度になっても症状を自覚しない人もいる

夜中に何度も起きて、トイレに行くようになることもある

腎臓がほとんど働かない末期腎不全の状態になると、体中に老廃物がたまる尿毒症の状態に(→31ページ)。放置すれば命にかかわるため、透析治療などが不可欠になる

腎機能が低下し、正常に働かない状態を腎不全という。正常時の30％未満を腎不全、15％未満を末期腎不全と呼ぶことが多い

腎臓の働きが失われた状態
0％

腎機能低下による自覚症状が現れる前に、心臓病や脳卒中などが起きてしまうこともある(→30ページ)

尿検査でチェック

「たんぱく尿」や「血尿」が出たら要注意

尿を調べれば、自覚症状が現れるより前の段階で腎臓の異変に気づくことが可能です。尿にたんぱく質が含まれていたり血液が混じっていたりしたら、再検査が必要です。

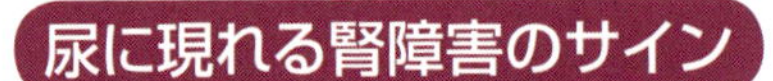

健康診断でおこなわれる尿検査では、尿に試験紙を浸し、試験紙の色の変化から、たんぱく質や血液が尿中に含まれているかどうかを判断します。

たんぱく尿

たんぱく質を含む尿がたんぱく尿です。たんぱく尿が1＋（プラス）以上の場合、腎臓になんらかの異常が生じている腎障害が疑われます。

ー / ±	1＋以上
ほかの検査でも問題がなければ1年に1回の健康診断を受け続ける	再検査（→20ページ）

▼記号の意味

ー：陰性。ほぼゼロ
±：ゼロではないが明らかに陽性というほどの濃度ではない
＋（1＋、2＋、3＋）：陽性。数字が大きいほど濃度が高い

「たまたま陽性」のこともある

激しい運動のあとや発熱時などは、たんぱく尿が出やすくなることも。これを生理的たんぱく尿といいます。再度、尿検査を受けてチェックしておきましょう。

どちらも陽性なら とりわけ注意が必要

通常、試験紙で検出されるほどのたんぱく質や血液が尿とともに排泄されることはありません。「＋（陽性）」の場合、腎臓になんらかの問題が生じている可能性があります。

とくに、たんぱく尿と血尿がともに陽性の場合には、腎障害のおそれが高いといえます。必ず再検査を受け、腎臓の状態をしっかり確認しておきましょう。

市販の尿検査紙で家庭でもチェックできる

たんぱく尿の有無、程度を調べるための試験紙は、店頭でも購入できます。1年に1度の健康診断だけでは不安なら、利用してもよいでしょう。

尿検査は、朝、起きてすぐにトイレに行き、排尿の途中の尿で調べるのがいちばん正確です。たくさん水分をとったあとだと、尿が薄まり、たんぱく質が出ていても正確に検出できないおそれがあります。

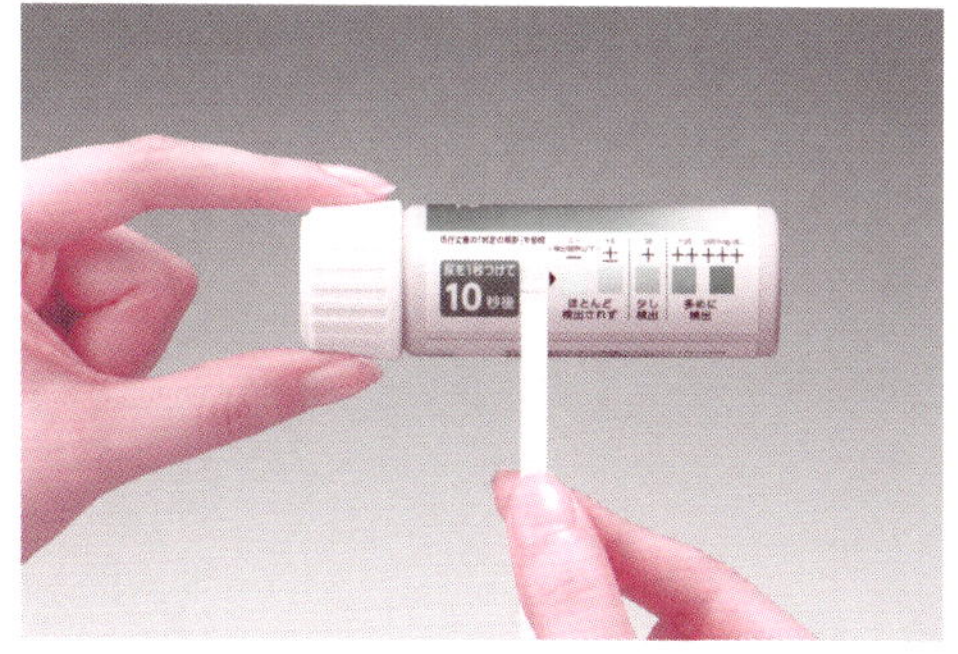

色の凡例と、尿をかけた試験紙の色の変化を見比べて判定する（テルモ株式会社「マイウリエースT」）

血尿（尿潜血）

尿に血液の成分が混じっている状態が血尿です。含まれる血液の量がわずかである場合、尿が赤く染まるようなことはありません。肉眼ではわからない程度でも、尿検査をすれば血尿かどうかがわかります。

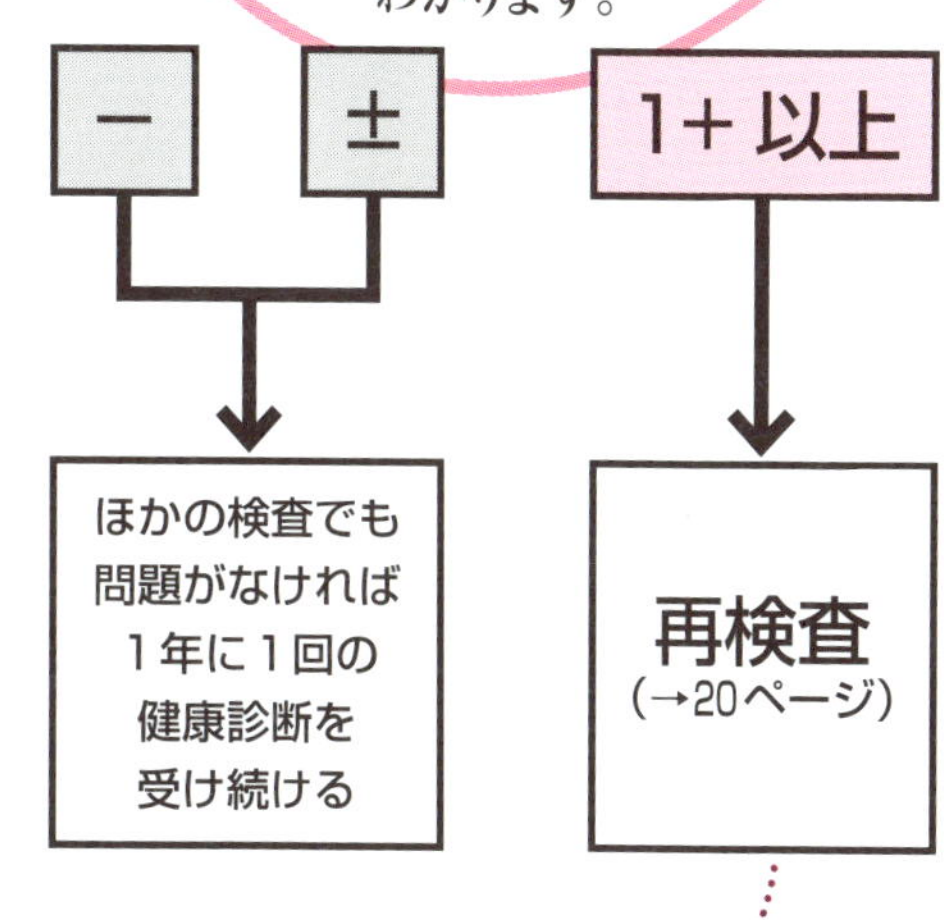

泌尿器からの出血などの可能性も

腎臓に問題はなくても、膀胱や尿道など尿の通り道である泌尿器からの出血や、女性の場合、月経血が混じって陽性になることも。原因の究明が必要です。

血液検査でチェック

腎臓の働きぐあいを示す「GFR」の数値を確認

血液の浄化は腎臓の大切な働きのひとつ。血液中の老廃物の量を調べれば、腎臓の働きぐあいの見当がつきます。指標とされる「GFR」の意味をしっかり確認しておきましょう。

腎臓の働きぐあいを確かめる

腎臓がきちんと働いていれば、血液中の老廃物の量は一定範囲内にとどまります。老廃物の量が増えていれば、腎臓の働きに不具合が生じているサインと考えられます。

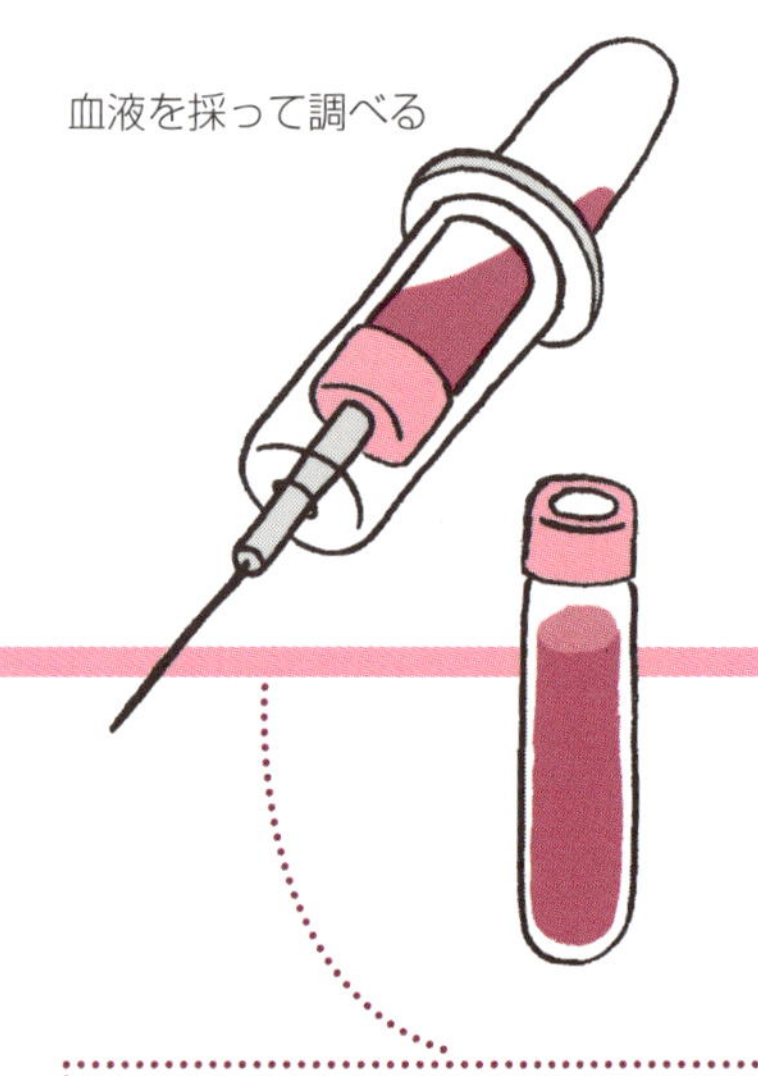

血液を採って調べる

血清クレアチニン

クレアチニンは、筋肉中の不要になったたんぱく質が分解されてできる老廃物の一種です。

大半のクレアチニンは腎臓の糸球体で濾過(ろか)され尿とともに排泄されていきますが、腎臓の働きが低下していると、濾過しきれずに血液中に残る量が増えてしまいます。

男性	基準値※ 0.5〜1.1mg/dL
女性	基準値※ 0.4〜0.8mg/dL

※基準値はあくまでも目安。筋肉量が多いと老廃物も増えるため、体格や年齢により問題ないといえる範囲は異なる

年齢・性別を加味して計算する

血清クレアチニン値は、年齢や性別による体格の違いなどによって個人差が大きいため、下記の計算式で出す数値（推算 GFR）を腎機能の指標とするのが一般的です。

推算GFR=194×血清クレアチニン値$^{-1.094}$×年齢$^{-0.287}$
(女性はさらに×0.739)

上記の計算式では標準的な体型（体表面積 1.73m^2）に補正されたGFR値が算出されるため、単位は mL/分/1.73m^{2}となる

インターネットで簡単に算出できる

「GFR」「計算式」といった検索ワードを打ち込めば、自動計算可能なサイトがいくつも表示されるので利用するとよい

毎年の変化をみることが大切

血液検査項目のうち、腎機能を知るために注目したいのは血清クレアチニン値です。GFRの数値までは表記されていないこともありますが、これは血清クレアチニン値から算出できます。

いずれも一回の検査数値で判断するのではなく、毎年の変化をみていくことが大切です。たとえ正常範囲内であったとしても、毎年、少しずつ数値が悪くなっていくようなら注意が必要です。

実測も可能だが手間がかかるため、通常は血清クレアチニン値から計算する推算GFR（eGFR）を用いる

GFR（糸球体濾過量）

腎臓の糸球体で、1分間に何mLの血液が浄化されているかを示す値です。GFRの数値が大きいほど、腎臓の働きはよいと判断することができます。

GFRの数値が一定レベル以下の場合や、年々低下し続けている場合には、腎臓の状態を詳しく調べておくことが必要です。

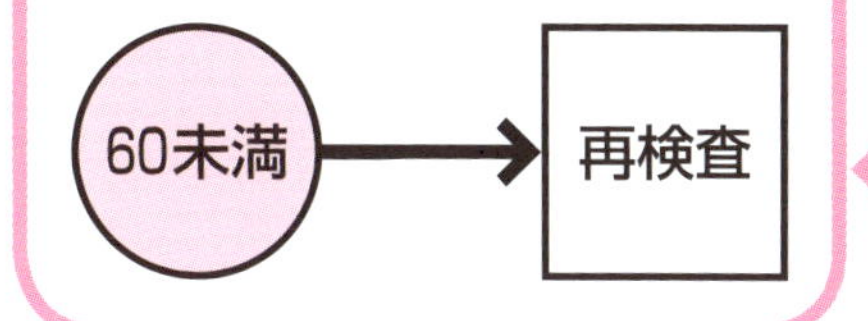

▼血清クレアチニンとGFRの関係

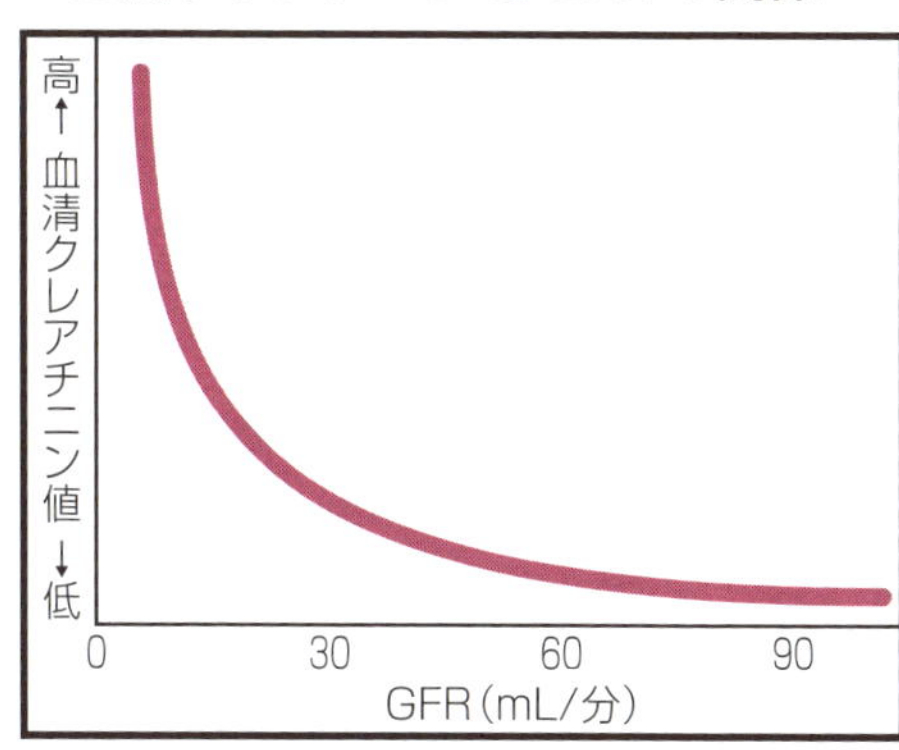

より正確に診断する方法もある

推算GFRは、血清クレアチニンにくらべ筋肉量や食事などの影響を受けにくいとされる「血清シスタチンC」の値から算出することもあります。

また、より正確に腎機能を知るために、「イヌリンクリアランス」という検査をすることもあります。もともと体内にはないイヌリンという物質を注射したあと、排尿・採血をくり返し、尿中・血液中のイヌリン濃度から糸球体の濾過機能を確かめる方法です。

「糖尿病」や「高血圧」は腎臓を傷める大きな要因に

尿検査や血液検査で異常は認められなかったとしても、生活習慣病がある人は注意が必要です。とりわけ糖尿病や高血圧は、腎臓に大きなダメージを与えることがわかっています。

血糖値

血液中の糖は生きていくために欠かせない大切なエネルギー源です。しかし、その量が多すぎれば血管を傷めてしまいます。

血糖値が高い状態が続く糖尿病は、放置しておけば腎臓の働きを低下させます。糖尿病予備軍ともいえる境界型でも油断はできません。

腎臓病の原因になることも

高血糖、高血圧の状態が続くと、血管は傷んでいきます。腎臓の糸球体は毛細血管のかたまりであるだけに影響が出やすく、機能の低下にも結びつきやすいのです。

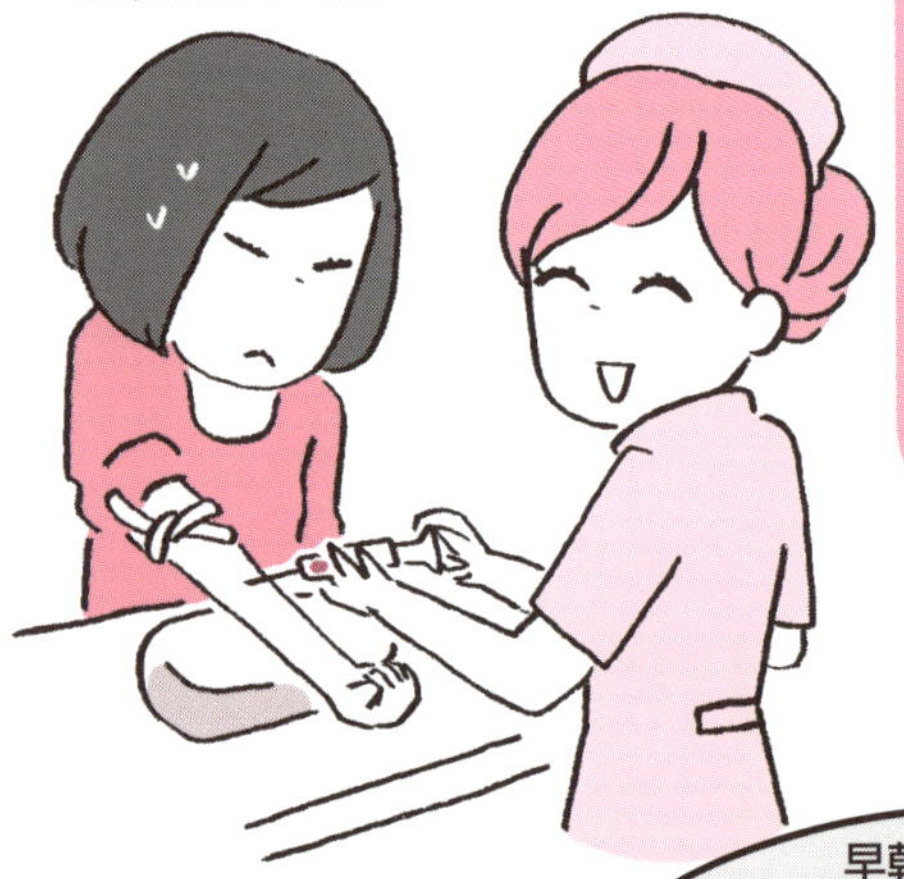

血液検査で血糖値を確認する

▼正常型の判断基準
（日本糖尿病学会による）

早朝空腹時血糖値
110mg/dL未満
かつ
ブドウ糖負荷検査で2時間値
140mg/dL未満

どちらも満たしていれば糖尿病の心配はない

どちらか、あるいは両方とも超えていれば糖尿病、あるいは境界型の疑いがある

微量アルブミン検査が必要

糖尿病と診断されている人は、通常の尿検査では陽性にはならない程度の、ごくわずかなたんぱく質も検出できる「微量アルブミン検査」を受けておきましょう。糖尿病がもとで生じる腎臓の病気は、早期発見・早期治療が重要です（→34ページ）。

肥満の人も腎臓に注意が必要

肥満の人はたんぱく尿が出やすく、腎機能の低下をまねきやすいことが知られています。

肥満に加え、糖尿病や高血圧、血中の中性脂肪やHDLコレステロールが多すぎる脂質異常症などをかかえている状態を「メタボリックシンドローム」といいます。腎臓に与えるダメージは、より深刻になりがちです。

▼肥満かどうかチェック！

BMI＝体重(kg)÷身長(m)÷身長(m)

BMIが25以上なら肥満

おへその高さで測った腹囲が男性85cm以上、女性90cm以上なら、より危険な太り方。内臓のまわりに脂肪がたまっていると考えられる

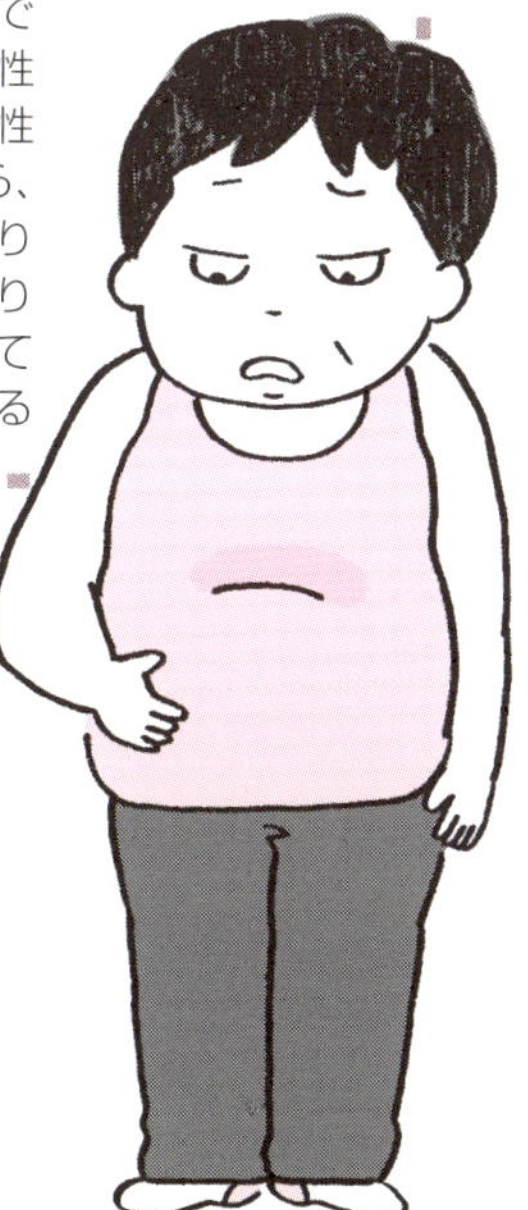

血圧

血液が動脈の血管壁に与える圧力が血圧です。血圧が高いようなら要注意。高血圧は糸球体の毛細血管を傷め、腎機能を低下させます。

腎機能が低下すると、さらに血圧が上がりやすくなるという悪循環に陥りやすくなります。

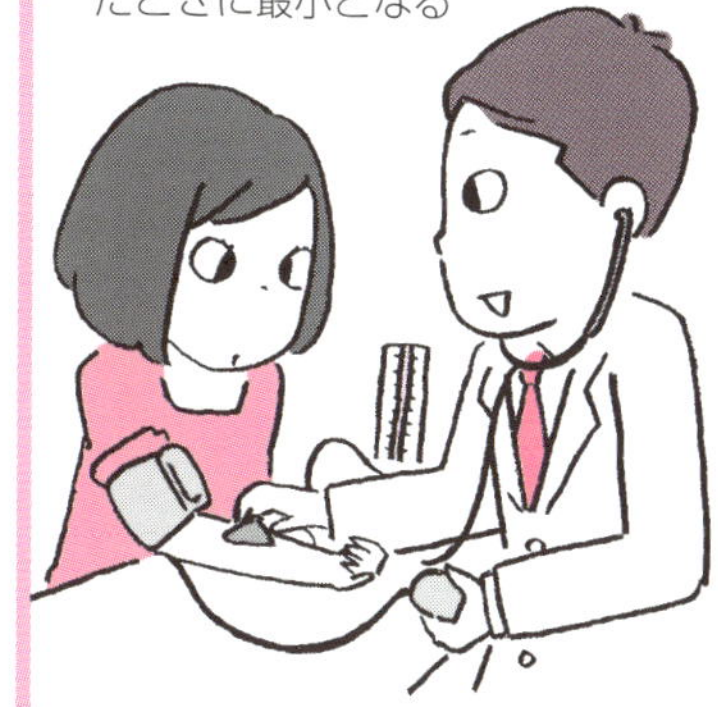

心臓が収縮して血液を送り出すときに血圧は最大、拡張したときに最小となる

▼目標値※

収縮期血圧 130mmHg未満 ／ 拡張期血圧 80mmHg未満

どちらかでも上回っていれば改善が必要

どちらも下回っていれば理想的

※腎臓を守るために目指したい血圧値。高血圧と診断されるのは通常は140mmHg/90mmHg以上

血糖値、血圧の異常を見過ごさないで

腎臓の働きを徐々に低下させていく大きな要因になるのが、糖尿病や高血圧です。いずれも長年の悪しき習慣の影響で起こりやすい「生活習慣病」です。

糖尿病や高血圧をまねくような生活習慣は、腎臓をじわじわとむしばんでいきます。腎臓を守るためには、生活習慣病の予防・治療が欠かせません。たとえ今は腎機能に大きな問題はないようでも、早めに対策を開始することが重要です。

再検査を受けよう

放置は禁物だが、年齢も考慮して冷静な判断を

尿検査や血液検査で異常を指摘されれば不安に思うのも当然ですが、一度の検査で正確な診断は下せません。再検査を受けたうえで、今後の対応を考えていきましょう。

精密検査が必要な目安

「異常あり」と指摘されたら、まずはかかりつけ医のもとで再度、尿検査や血液検査を受けておきましょう。腎臓専門医への受診が必要かどうかは、そのうえで判断します。

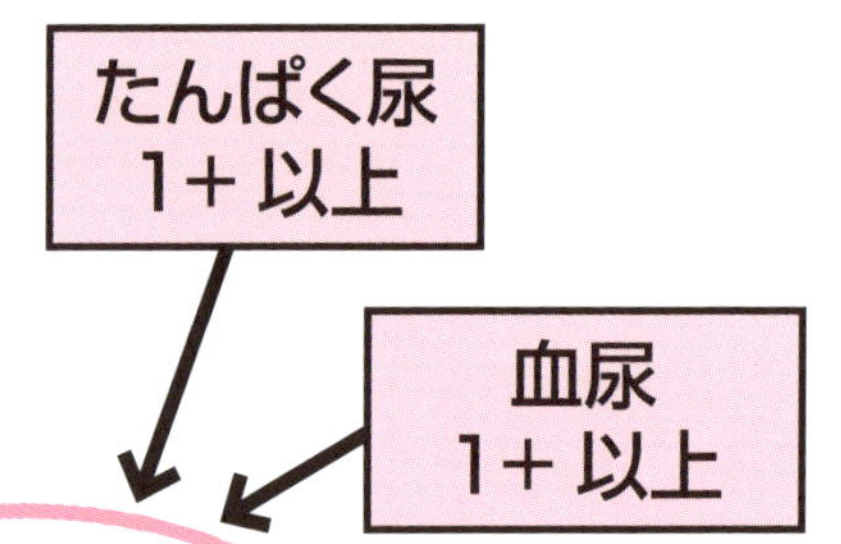

かかりつけ医を受診

もう一度、尿検査と血液検査などを受ける

血尿だけの場合は泌尿器系の問題がないかチェックしてもらう

▼再検査の結果

尿	たんぱく尿 2+以上	
	たんぱく尿・血尿ともに1+以上	
GFR	40歳未満	60未満
	40歳以上〜70歳未満	50未満
	70歳以上	40未満

いずれかに当てはまれば

腎臓専門医を受診

たんぱく尿や血尿が続いたり、年齢不相応の腎機能低下が生じたりしている原因を突き止めるために、精密検査を受けておく

当てはまらなくても生活改善を

たんぱく尿が陰性でGFRも上記の数値以上なら、精密検査の必要はないが、悪しき習慣は見直す

さらに詳しく調べるための検査法

尿検査や血液検査で腎臓の働きに問題が生じていることが判明しても、原因まではわかりません。原因を確かめるには、さらに詳しい検査が必要です。

血液と尿の検査で腎機能をさらに詳しく

必要に応じてイヌリンクリアランス（→17ページ）などをおこない、正確な糸球体濾過量を把握する

画像検査で腎臓の形態などを詳しく調べる

腎臓や血管、尿管などの形に異常はないか、腎臓内に嚢胞（のうほう）（水が入った袋状の組織）、腫瘍（しゅよう）、結石などが存在しないかを確かめる

超音波検査	腎臓の形状、嚢胞や腫瘍、結石の有無などを確認
CT検査	超音波検査で見つかった異常を詳しく調べる
MRI検査	CT検査よりさらに鮮明な画像が得られる
尿路造影検査・血管造影検査	造影剤を注入したあとエックス線撮影する
腎シンチグラフィー	腎臓の血流量なども確認できる

腎生検で組織の様子を調べる

背中に針を刺して腎臓の組織の一部を採り、顕微鏡で確認する検査が腎生検。糸球体腎炎（→38ページ）の疑いがある場合などに実施される

様子をみることと放置は同じではない

腎機能は年齢とともに徐々に低下する傾向がみられます。腎臓専門医への受診が必要かどうかは年齢も考慮したうえで判断します。

ただ、再検査の結果、とりあえず様子をみることになったとしても、「放置しておいてよい」ということではありません。腎臓を守る取り組みを始めることがすすめられます。腎臓によい生活の実践は、全身の健康にもよいことばかり。決して無駄にはなりません。

▼腎生検

超音波画像で位置を確認しながらおこなう。腎臓は血管が豊富で大出血する危険性もあるため、検査を受けるには数日間の入院が必要

COLUMN

健康診断の結果は必ず保管しておく

「異常なし」でも注意が必要な場合がある

生活習慣病や、生活習慣病の影響を受けやすい腎臓の病気は、多くの場合、長い年月をかけて徐々に悪化していきます。今後の変化を予測するうえで、過去の検査数値は貴重な判断材料になります。

職場や地域でおこなわれている健康診断の結果は、保管してあるでしょうか？「なにも異常なしだった。よかった！」と廃棄していた人は、今後は必ずとっておくようにしましょう。「異常なし」にも幅があります。徐々に悪化し、グレーゾーンに近づいていないか、毎年の変化の様子を確認することが重要です。

その前提として、毎年、きちんと健診を受けることが必要なのはいうまでもありません。「去年の検査で問題がなかったから今年はパス」などということでは、病的な変化に早く気づくことはできません。

▼確認しておきたいチェックポイント

血清クレアチニン値が上昇していないか

GFR値が下がっていないか

血糖値が上昇していないか

血圧が上昇していないか

など

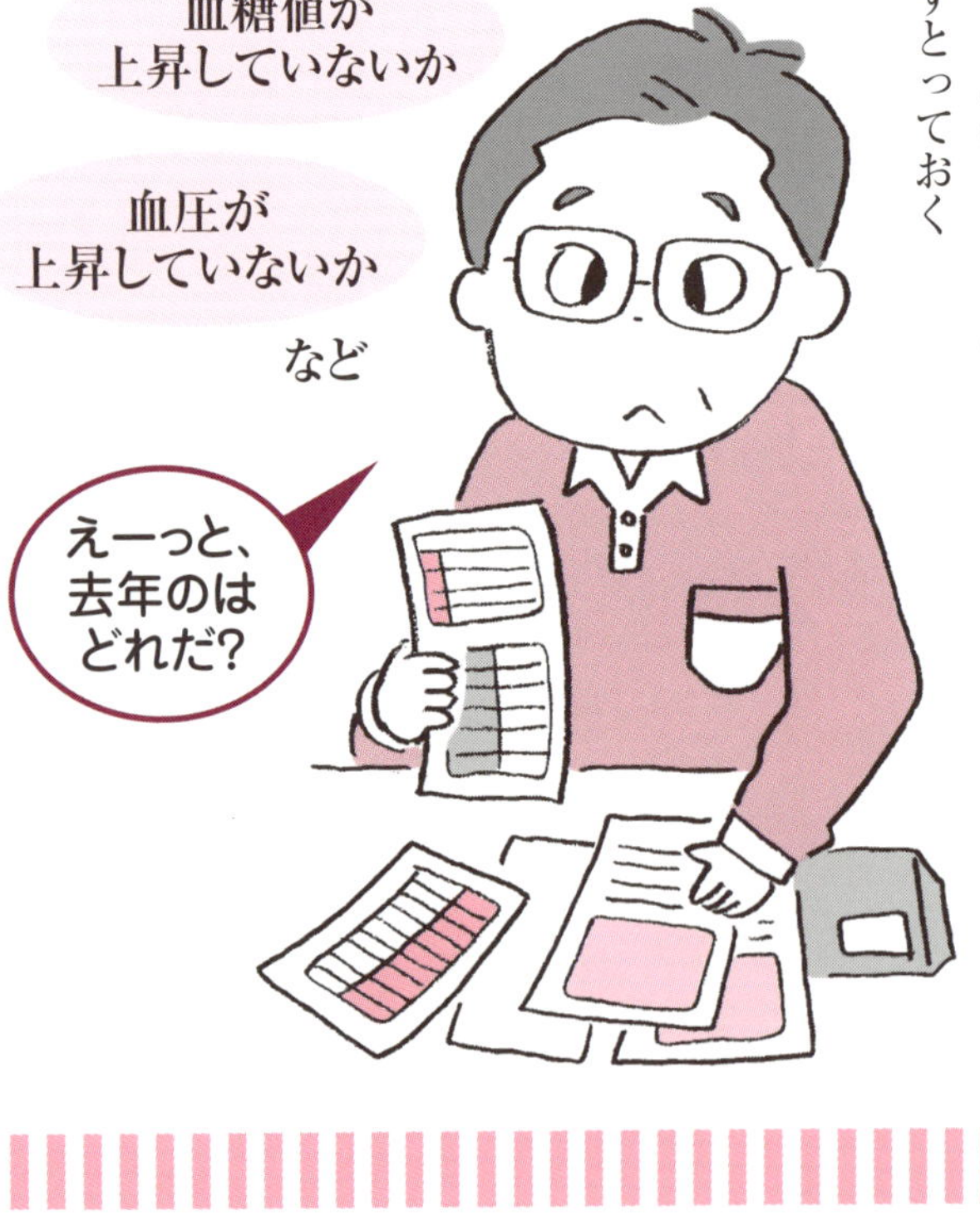

2
なにが起きている？どうすればいい？

自覚症状が現れにくいからこそ、
腎臓病の正体をしっかり理解しておく必要があります。
自分の腎臓になにが起きているのか、
今、なにをすればよいのかを明らかにしておきましょう。

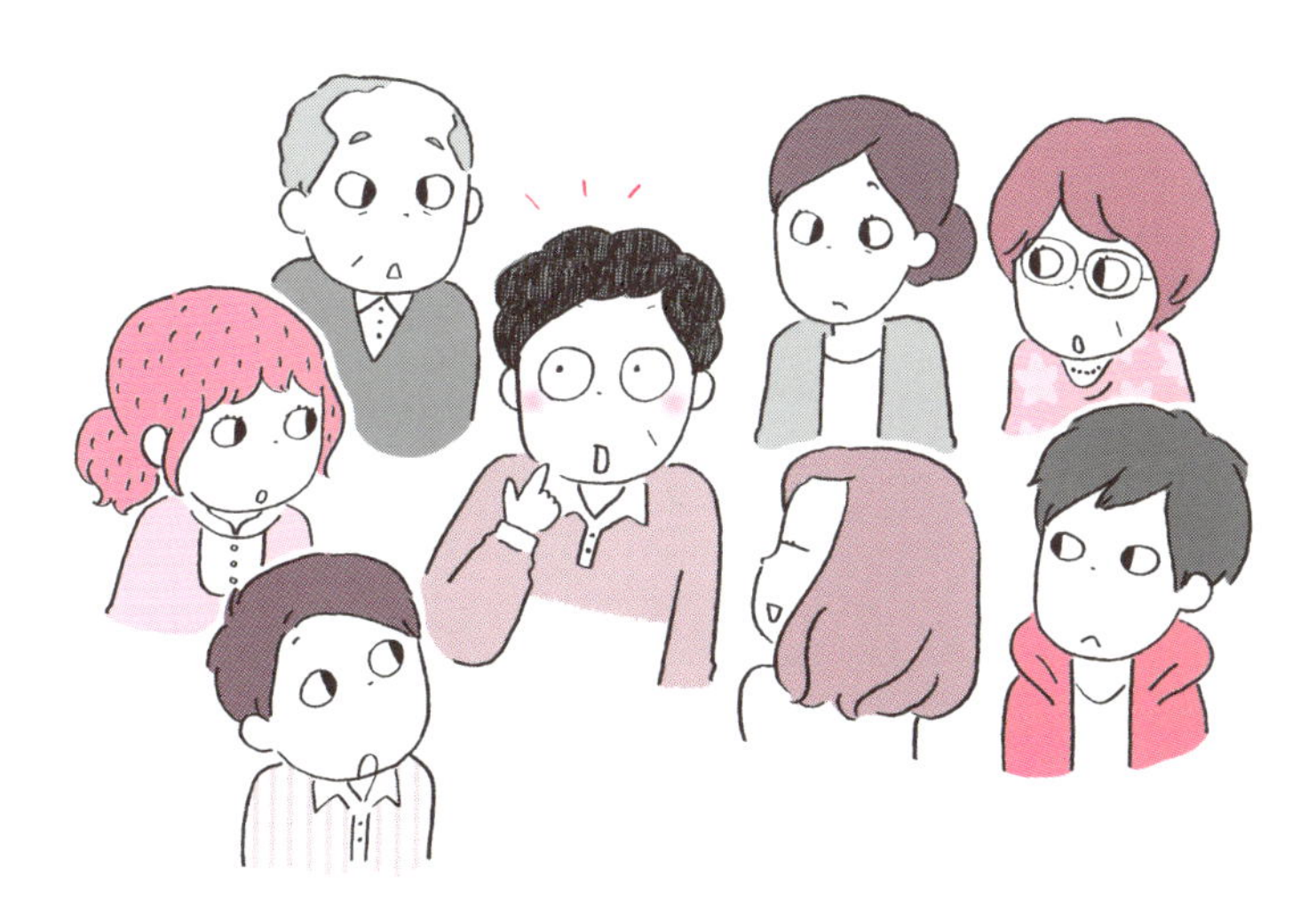

腎臓病のとらえ方

腎臓も老いる。「機能低下＝病気」ではない

年をとれば、若く元気な頃と同じようにはいかなくなることも多いもの。腎臓の働きもそのひとつです。病気ととらえたほうがよいかどうかは、変化のしかたしだいです。

「老化」と「病気」のとらえ方

70歳を超えた人のランニングのタイムが、20代の平均タイムに及ばなかったからといって、「病気だ」とはだれも思わないでしょう。腎臓の働きも、年齢とともに少々低下するくらいなら病気とはいえません。「老化」ととらえるのが自然です。

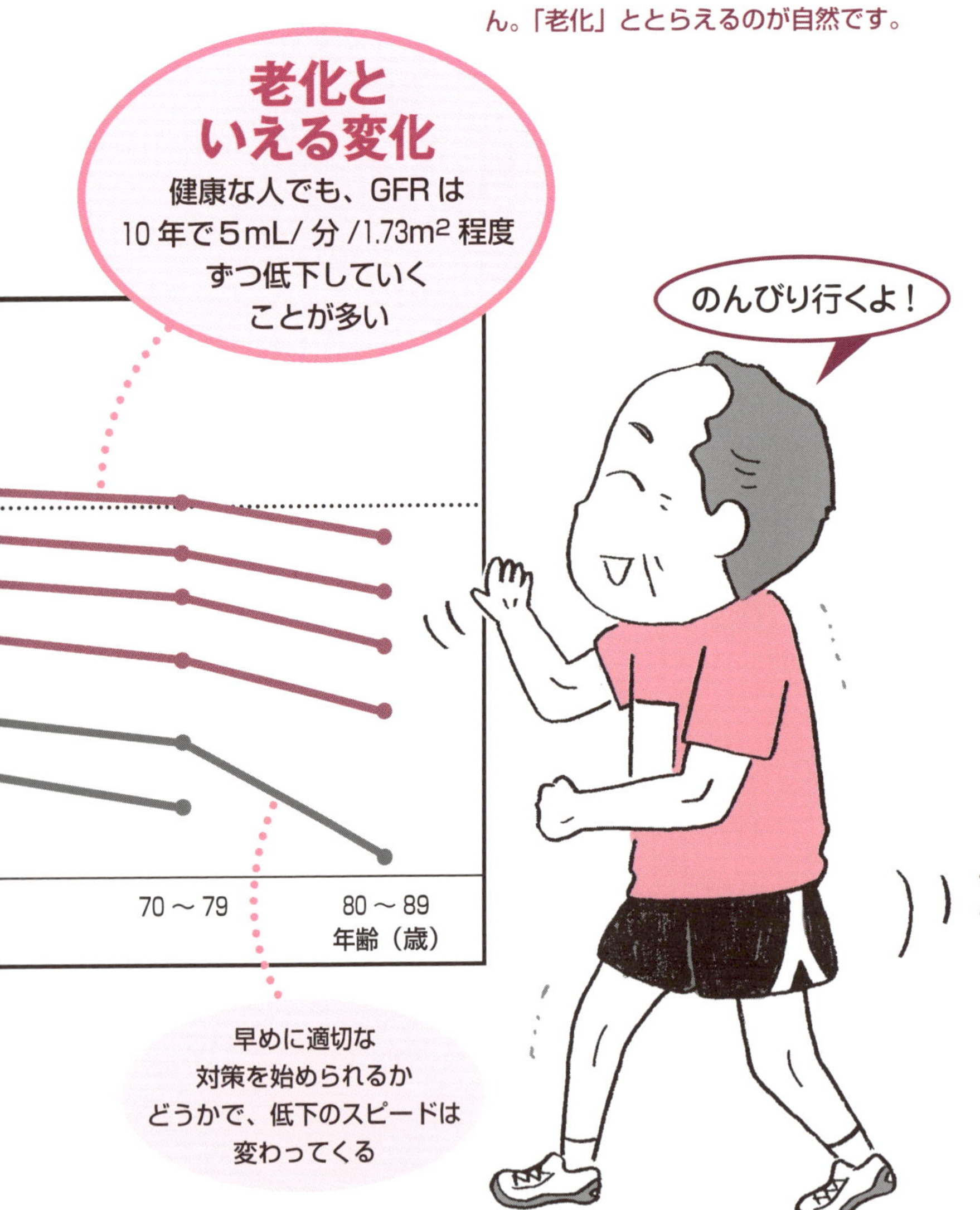

老化といえる変化
健康な人でも、GFRは10年で5mL/分/1.73m²程度ずつ低下していくことが多い
のんびり行くよ！
70～79
80～89
年齢（歳）
早めに適切な対策を始められるかどうかで、低下のスピードは変わってくる

どれくらいの速さで低下していくかが問題

高齢になるほど腎機能が少しずつ低下していくのは、ごく自然な変化です。ゆるやかで、そのまま下降し続けても寿命が尽きる前にゼロに至ることがないと推測される程度なら、あわてなくても大丈夫です。

しかし、腎機能の低下を進める要因が重なれば、低下のスピードは速まり、下降線の傾きは大きくなっていきます。すでに年齢不相応に腎機能が低下している場合には、傾きを大きくする要因を取り除かないかぎり、お迎えがくる前に腎機能がゼロになってしまうおそれがあります。

生涯、自分の腎臓に働き続けてもらうためには、現状を正しく把握するとともに、変化のぐあいをみながら適切な対策を打っていく必要があります。

▼腎機能と年齢の変化（男性の場合）

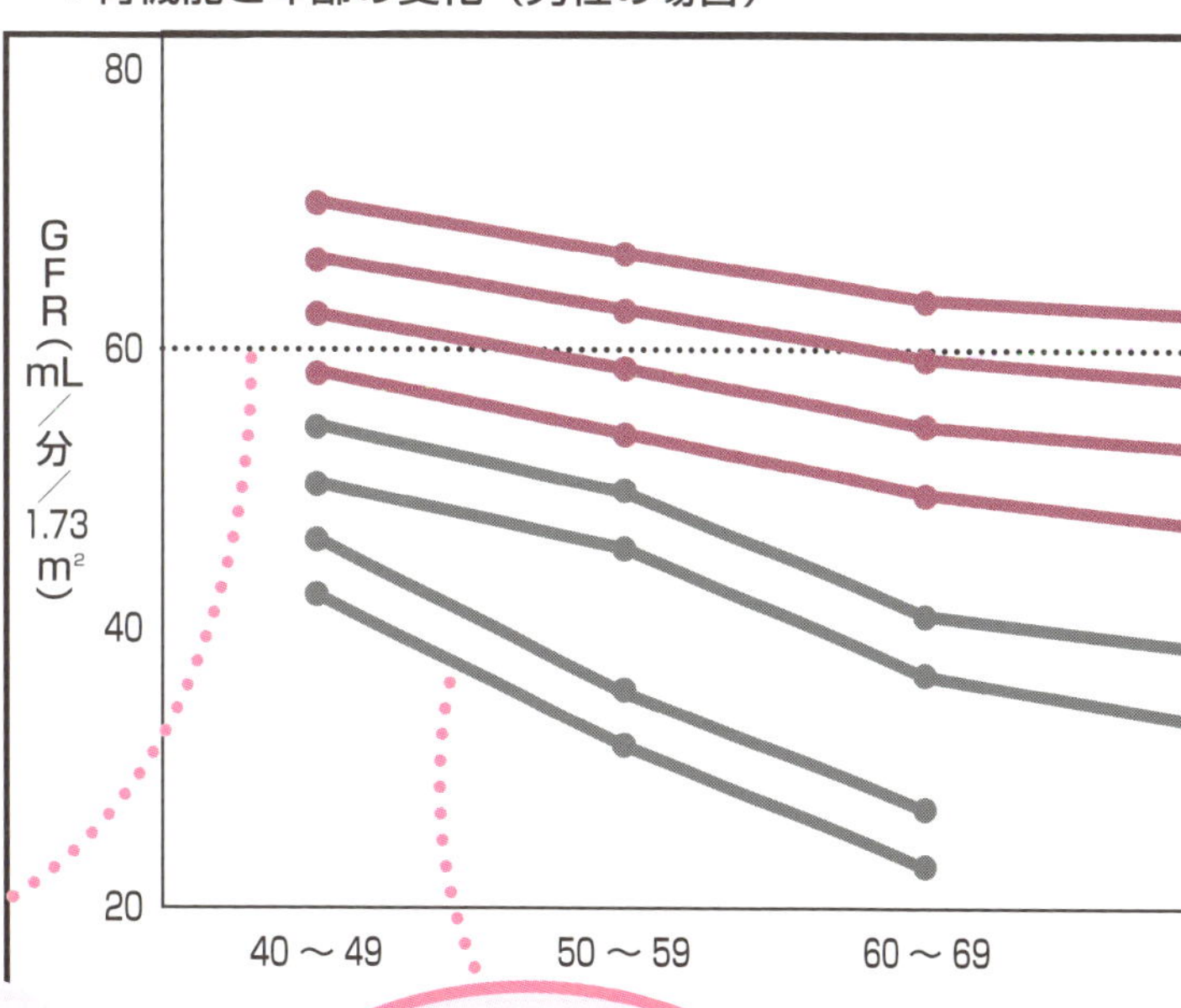
お先に〜
GFR（mL／分／1.73m²）
80
60
40
20
40〜49
50〜59
60〜69
GFRが60より低い、あるいは60以上でもたんぱく尿（糖尿病の場合はアルブミン尿）がみられる場合には、慢性腎臓病と診断される（→28ページ）
病的な変化
GFRの数値が低いほど、腎機能が低下していくスピードは速まる

（日本腎臓学会編『CKD診療ガイド2012』による）

腎臓病のとらえ方

腎臓病は「急性」と「慢性」に大別される

加齢だけでは説明のつかない腎機能の低下がみられたら、放置しておくのは危険です。病的なもの、つまりは腎臓病として適切に対応していく必要があります。

原因や現れ方が異なる2つのタイプ

腎臓病にはさまざまなものがありますが、大きく2つに分けることができます。急激に腎機能が低下していく急性腎障害と、ゆっくり進行していく慢性腎臓病です。

主な原因

- 腎臓での血流障害：腎動脈血栓、血栓性血小板減少性紫斑病(しはんびょう)など
- 糸球体疾患：急性糸球体腎炎、急速進行性糸球体腎炎など（→38ページ）
- その他：薬剤性の腎障害など

急性腎障害
（AKI：Acute Kidney Injury）

発症とともに数日間、ときには数時間のうちに急激に機能低下が進んでいく状態です。腎臓自体に原因がある場合だけでなく、全身状態の悪化や、腎臓より下の泌尿器に問題が生じた場合にも、腎機能の低下がみられることがあります。

慢性化していくこともある

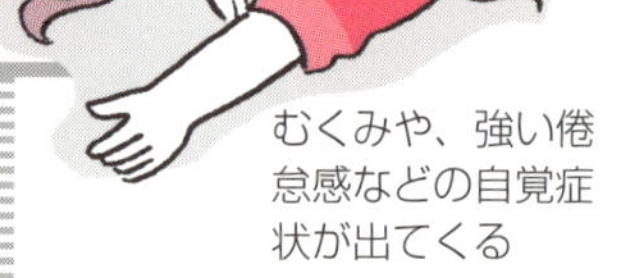

むくみや、強い倦怠感などの自覚症状が出てくる

回復

溶連菌(ようれんきん)感染による急性糸球体腎炎は、自然に回復することがほとんど。その他の原因でも、早期に適切な治療を受けることで、腎臓の働きは回復することが多い

手当てが遅れると命にかかわることも

急激に腎臓の働きが失われれば、命にかかわることもある

主な原因

- 糖尿病が原因で起こる糖尿病性腎症（→34ページ）
- 高血圧が原因で起こる腎硬化症（→36ページ）
- 糖尿病、高血圧、脂質異常症、高尿酸血症などの重なり
- 遺伝性が高い多発性嚢胞腎（たはつせいのうほうじん）（→37ページ）など

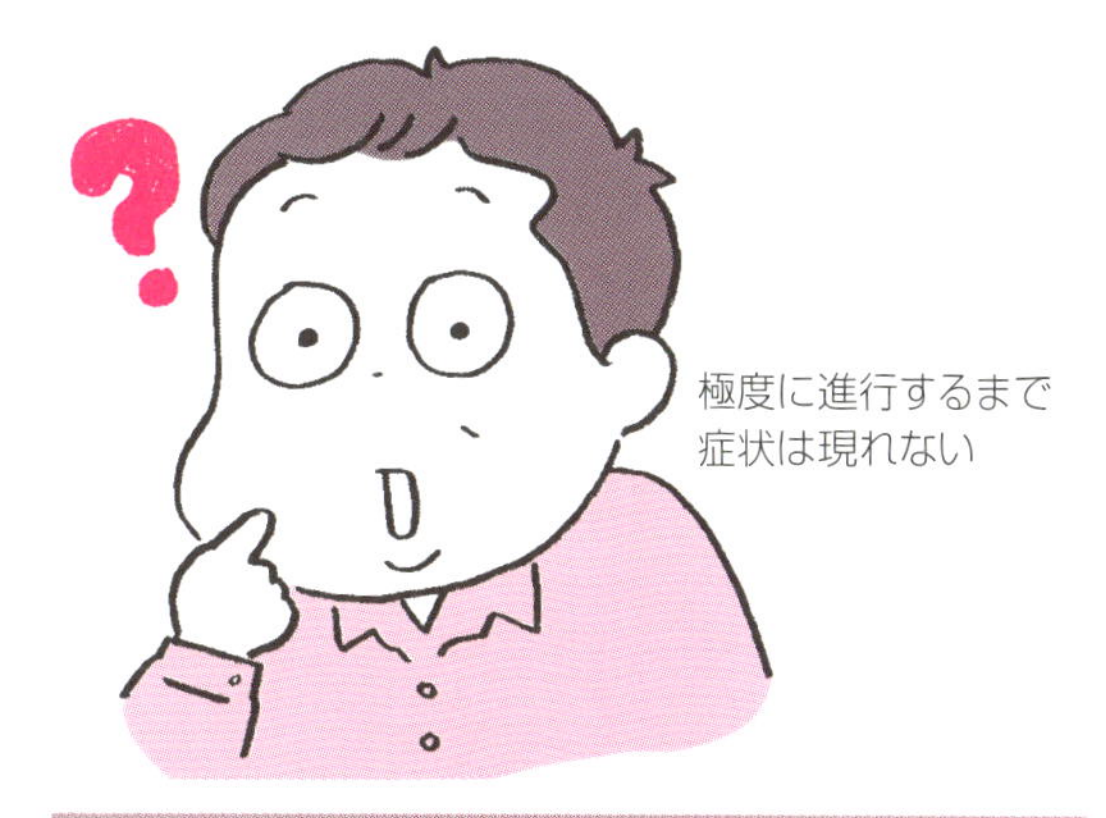

慢性腎臓病
（CKD：Chronic Kidney Disease）

腎臓になんらかの障害が起きていたり、腎臓の働きぐあいが一定レベル以下になっていたりしたまま3ヵ月以上続いている状態です。
糖尿病、高血圧などの生活習慣病が深く関係しており、放置しておけば徐々に腎臓の働きが弱くなっていきます。

▼診断基準

急性腎障害	①48時間以内に血清クレアチニンが0.3mg/dL以上上昇 ②7日以内に血清クレアチニンが前値の1.5倍以上に増加 ③6時間の尿量が0.5mL/kg/h未満に低下 ①、②、③のいずれかを満たす場合 （「KDIGOガイドライン2012」による）
慢性腎臓病	①尿異常、画像診断、血液、病理で腎障害の存在が明らか。とくに、たんぱく尿（糖尿病の場合は微量アルブミン尿）の存在が重要 ②GFRが60未満 ①、②のいずれか、または両方が3ヵ月以上持続する （日本腎臓学会編『CKD診療ガイド2012』による）

かかっていても気づきにくい慢性腎臓病

急性の腎臓病にくらべ、慢性腎臓病は患者数が多いにもかかわらず放置されがちです。自覚症状に乏しく、そもそもかかっていることに気づいていない人が多いうえ、尿検査などで異常を指摘されても、切迫感がなくそのままにしているという人も少なくありません。

慢性腎臓病は放っておけば確実に進行していきますが、ただちに命にかかわるわけではありません。生活習慣との関係が深いだけに、進行を止めたり、遅らせたりすることは十分に可能です。

腎臓の働きは徐々に低下。進行度の確認を

長いつきあいになるのが慢性腎臓病です。できるだけ早い段階で、腎機能の低下を防ぐための対策を取り始めることが、腎臓の働きを長持ちさせる秘訣です。

2つの指標で判断する

慢性腎臓病の進行度はGFRの数値から大きく5つのステージに分けられます。また、たんぱく尿の程度と組み合わせることで、重症度が分けられます。

GFRの値

血清クレアチニン値から計算する（→16ページ）

腎臓の働きぐあいを示すのがGFRの値です。90を上回っていれば正常、下回っていても60を超えていれば「まあまあ働いている」といえます。しかし、たんぱく尿が続く場合には、故障をかかえながら無理に働いている状態であり、慢性腎臓病は始まっています。

たんぱく尿（アルブミン尿）の程度

尿にたんぱく質やアルブミンが含まれている場合には、腎障害が起きている可能性が高いといえます。その状態が3ヵ月以上続くようなら、GFRの値にかかわらず慢性腎臓病とされます。

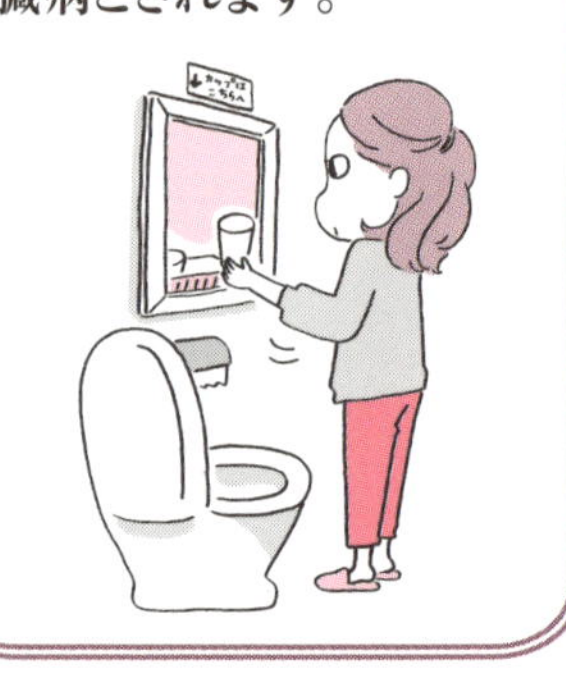

現状、変化のしかたを把握しておこう

慢性腎臓病かどうか、どれくらい進んでいるかは、ＧＦＲの数値や尿検査の結果が目安になります。進みぐあいによって食事の内容や使用する薬を変えたほうがよいこともありますので、自分が今、どの段階にあるかを把握しておきましょう。

ただし、数値のわずかな差で腎臓の状態が大きく変わるわけではありません。「ギリギリ軽度だからたいしたことない」などと安心してはいられません。そのときどきの検査結果による進行度・重症度だけで判断するのではなく、変化のしかたを確かめながら、適切に対応していくことが重要です。

慢性腎臓病の重症度分類

慢性腎臓病の診断基準に当てはまるのは、軽度・中等度・高度の状態が３ヵ月以上続いている場合ですが、正常域に当てはまる場合でも、徐々に数値の悪化がみられる場合には注意が必要です。

重症度が増すにつれ、
透析治療が必要になるリスクや、
心臓病などを発症する
リスクが高まる

<table>
<tr><td colspan="2" rowspan="4"></td><td colspan="4">たんぱく尿・アルブミン尿の程度による分類</td></tr>
<tr><td></td><td>A1</td><td>A2</td><td>A3</td></tr>
<tr><td>糖尿病がない場合</td><td>－</td><td>±</td><td>＋以上</td></tr>
<tr><td>糖尿病がある場合</td><td>正常</td><td>微量アルブミン尿</td><td>顕性（けんせい）アルブミン尿</td></tr>
<tr><td rowspan="6">GFRの数値によるステージ</td><td>G1</td><td>90以上
正常または高値</td><td rowspan="2">正常</td><td rowspan="2">軽度</td><td rowspan="2">中等度</td></tr>
<tr><td>G2</td><td>60～89
正常または
軽度低下</td></tr>
<tr><td>G3a</td><td>45～59
軽度～
中等度低下</td><td>軽度</td><td>中等度</td><td rowspan="4">高度</td></tr>
<tr><td>G3b</td><td>30～44
中等度～
高度低下</td><td>中等度</td><td rowspan="3">高度</td></tr>
<tr><td>G4</td><td>15～29
高度低下
（腎不全）</td><td rowspan="2">高度</td></tr>
<tr><td>G5</td><td>15未満
末期腎不全</td></tr>
</table>

（日本腎臓学会編『エビデンスに基づくCKD診療ガイドライン2018』による）

慢性腎臓病になると

軽度でも増える心臓病や脳卒中。進めば尿毒症も

慢性腎臓病が進めば、腎臓本来の働きが失われていくだけではありません。軽度であっても心臓病や脳卒中を起こす危険性が倍増します。だからこそ放ってはおけないのです。

症状がなくても油断は禁物

慢性腎臓病はかなり進行するまで自覚症状は現れません。しかし、症状がないからと放置していれば、ある日突然、命にかかわる事態が生じる危険性があります。

▼脳卒中（脳梗塞・脳出血）の主な症状
- 頭痛やめまい
- 意識障害、記憶障害
- 麻痺、感覚やバランスの異常
- 言葉の異常
- 見え方の異常

軽度でも心臓病や脳卒中などの危険性は高まる

慢性腎臓病があると、腎機能低下の進み方にかかわらず、同年齢の健康な人にくらべて死亡率が高くなることがわかっています。心臓病や脳卒中など、致命的な病気が生じる危険性が高まることが原因です。

▼狭心症の主な症状
- 階段をのぼるとき、急いで歩いたときなどに胸が痛くなるが数分間でおさまる
- 痛みで目が覚める、起床後、洗面のときなどに胸の痛みが起こる

▼心筋梗塞の主な症状
- 動作や時間に関係なく、突然、激しい胸の痛みが起こり、15分以上続く
- 長引く胸痛とともに、不安感、動悸、息切れ、冷や汗、めまい、脱力感に襲われる

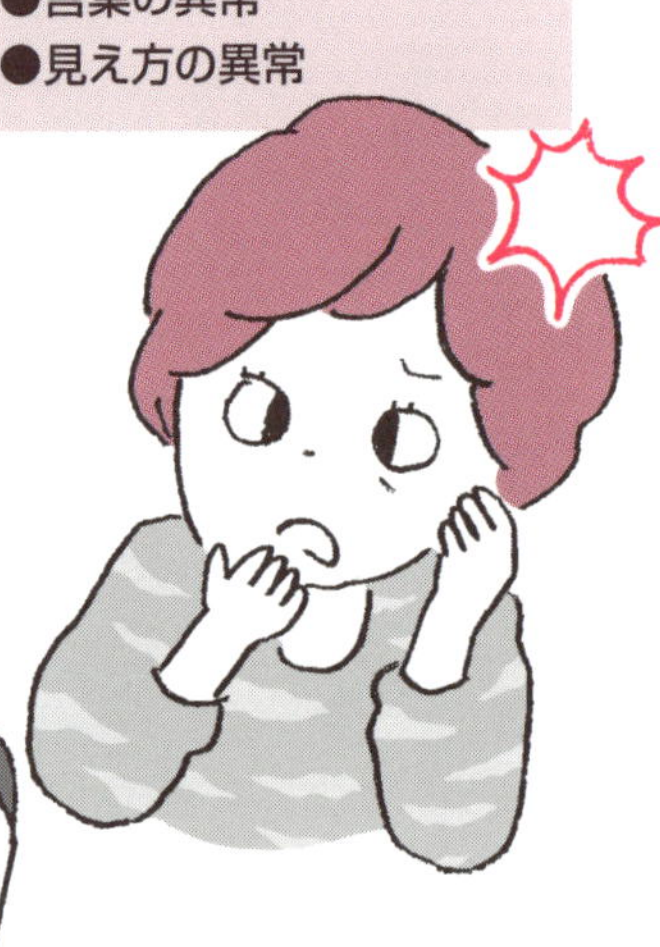

進行とともに体中がゴミだらけに

腎機能が極度に低下した末期腎不全の状態では、血液浄化が進まなくなります。いわば体中にゴミがたまっていくようなもの。極度に進めばあらゆるところに機能低下が生じ、命にもかかわります。

▼尿毒症の主な症状

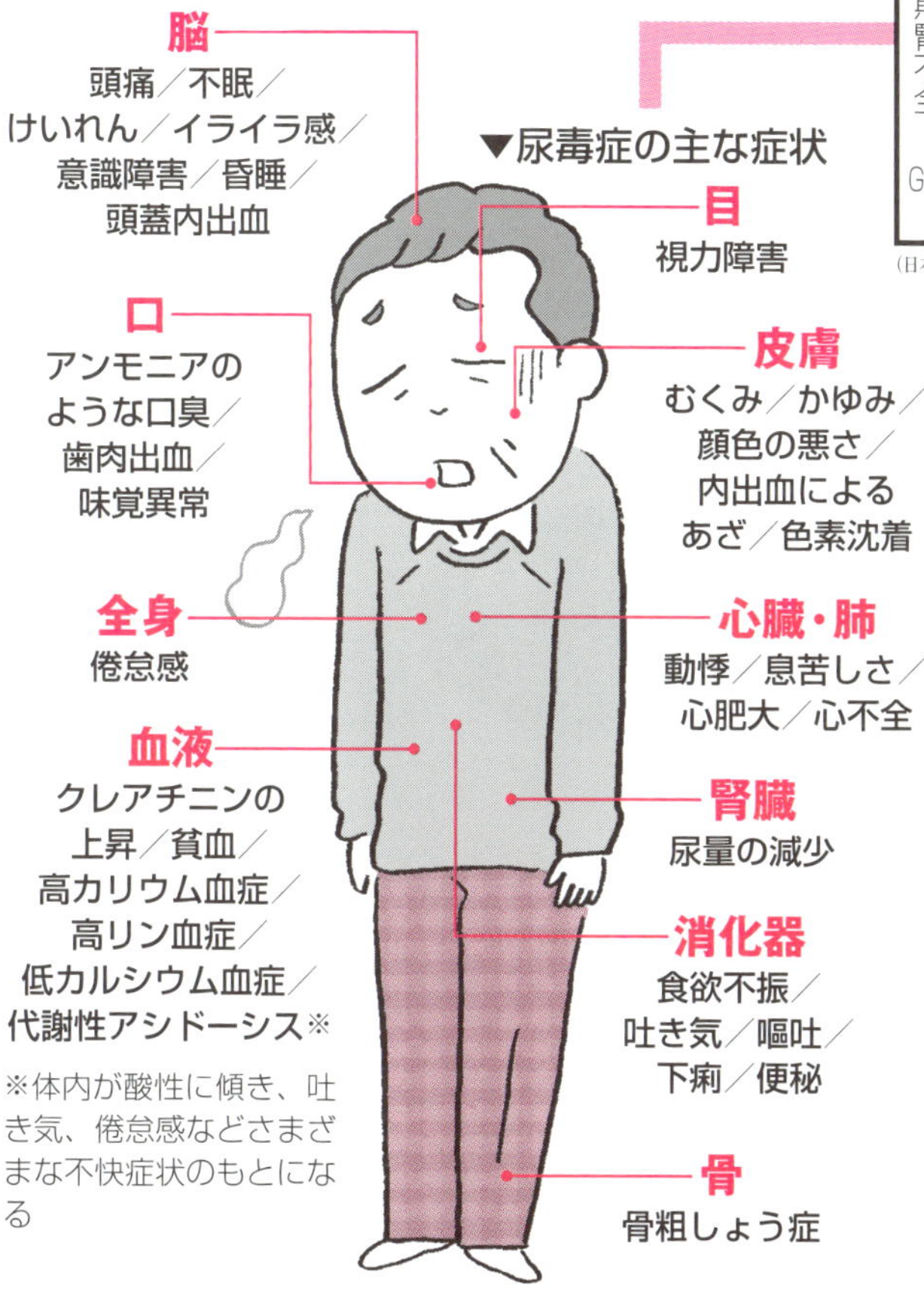

※体内が酸性に傾き、吐き気、倦怠感などさまざまな不快症状のもとになる

▼腎機能別死亡率と末期腎不全発症率

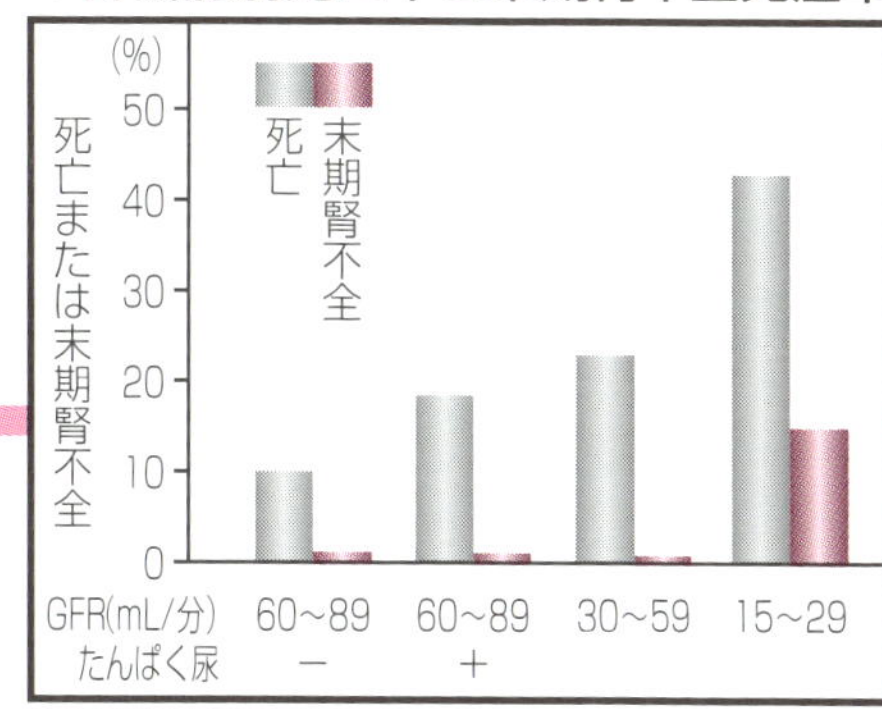

(日本腎臓学会編『CKD診療ガイド2012』による)

意外に怖い、慢性腎臓病

慢性腎臓病では、多くの場合、糸球体の毛細血管に障害が起き、十分な機能を発揮できなくなっています。高血圧や糖尿病などの生活習慣病は、血管の障害をもたらしやすいからこそ、慢性腎臓病に深く関係しているわけです。

高血圧、糖尿病などによって傷つくのは、腎臓の血管だけではありません。全身の血管がむしばまれていきます。慢性腎臓病をまねくような生活は、心臓病や脳卒中などの「心血管病」が起きるリスクを高める生活でもあるのです。

たとえ心血管病の発症をまぬがれたとしても、腎機能が極度に低下すれば尿毒症が起きてきます。意外に怖い病気であることを認識しておく必要があります。

貧血・骨のもろさはじわじわ進む

腎臓本来の働きであるホルモン分泌が低下していくため、赤血球が十分につくられずに貧血になったり、骨がもろくなっていったりもします。

慢性腎臓病の治療方針

薬・食事・運動を柱に治療を開始する

慢性腎臓病を進行させないためには、重症度と腎機能低下の原因に応じた取り組みが必要です。今、自分が必要としていることはなにか、しっかり把握しておきましょう。

食事・運動など生活習慣を見直し、改善する

減塩・エネルギー量に配慮した食事と、適度な運動、禁煙などは、慢性腎臓病のすべての段階で、すべての人に必要なこと（→3章）

状態に合った取り組み方が必要

慢性腎臓病は、放っておくと進行を止められません。今ある機能を維持することを目標に、各自の状態に合わせた治療法を続けていくことが大切です。

G1〜G5はGFR値によるステージ分類。軽度、中等度、高度はたんぱく尿（アルブミン尿）の程度と組み合わせた重症度分類（→29ページ）

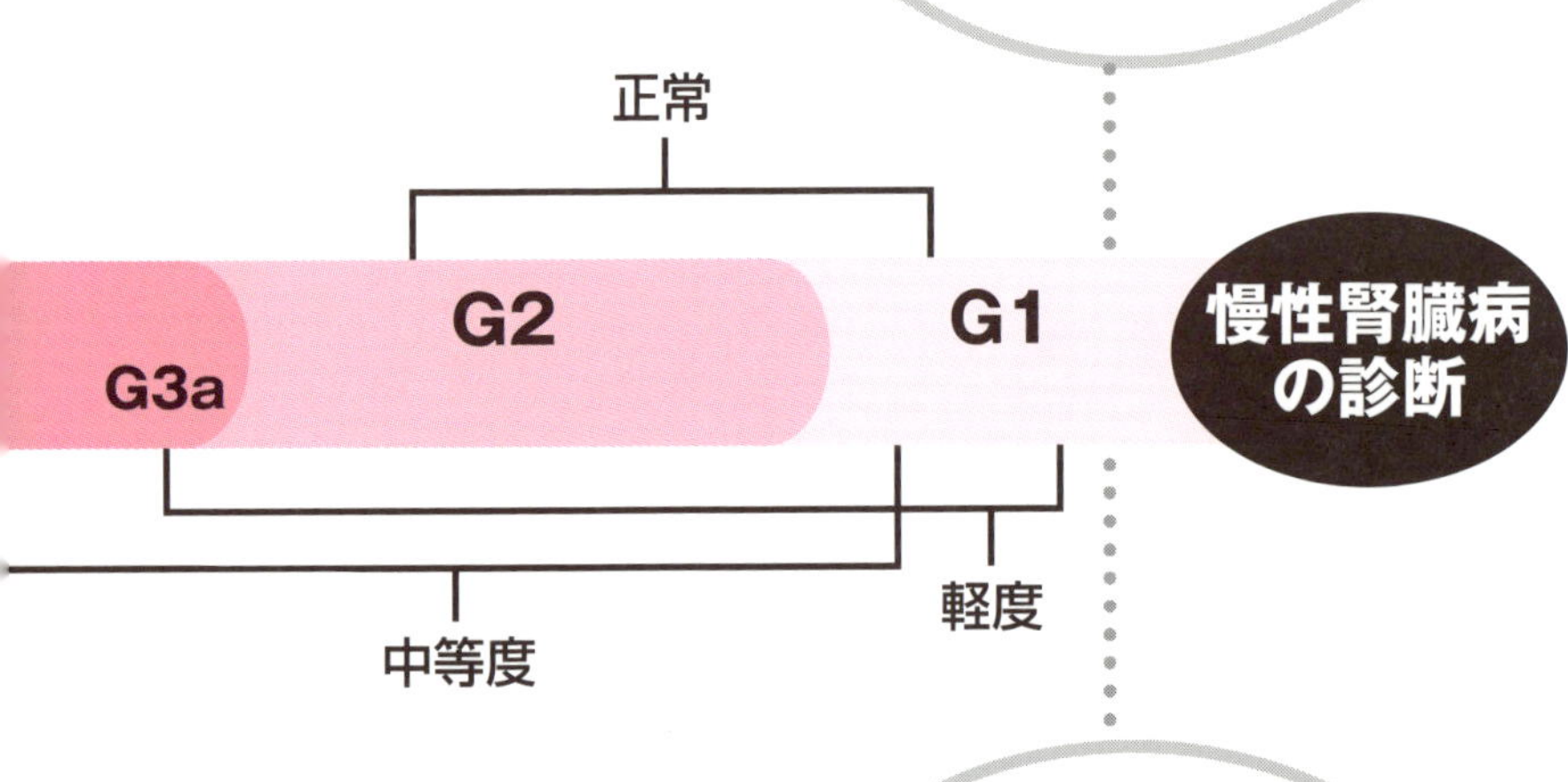

原因の治療はしっかり進める

腎炎などの病気、高血圧、糖尿病などがあれば、しっかり治療（→ 34〜39 ページ）。薬物療法が必要になることも多い（→4章）

定期的に通院し、状態の変化を把握する

低下してしまった腎機能をもとに戻すことはむずかしいのが実情です。しかし、ある程度の腎機能が保たれていて、尿にたんぱくも出なくなれば、29ページで示した

腎機能がゼロに近づいたら透析か腎移植が必要に

失われた腎臓の働きを、別の手段で肩代わりすることが必要になる（→5章）

進んできたら、さらに厳格に

腎機能の低下が目立ち始めたら、たんぱく質の制限など、食事で配慮したいポイントが増える（→3章）。原因の治療薬だけでなく、低下した腎機能の働きを補うための薬なども必要になってくる（→4章）

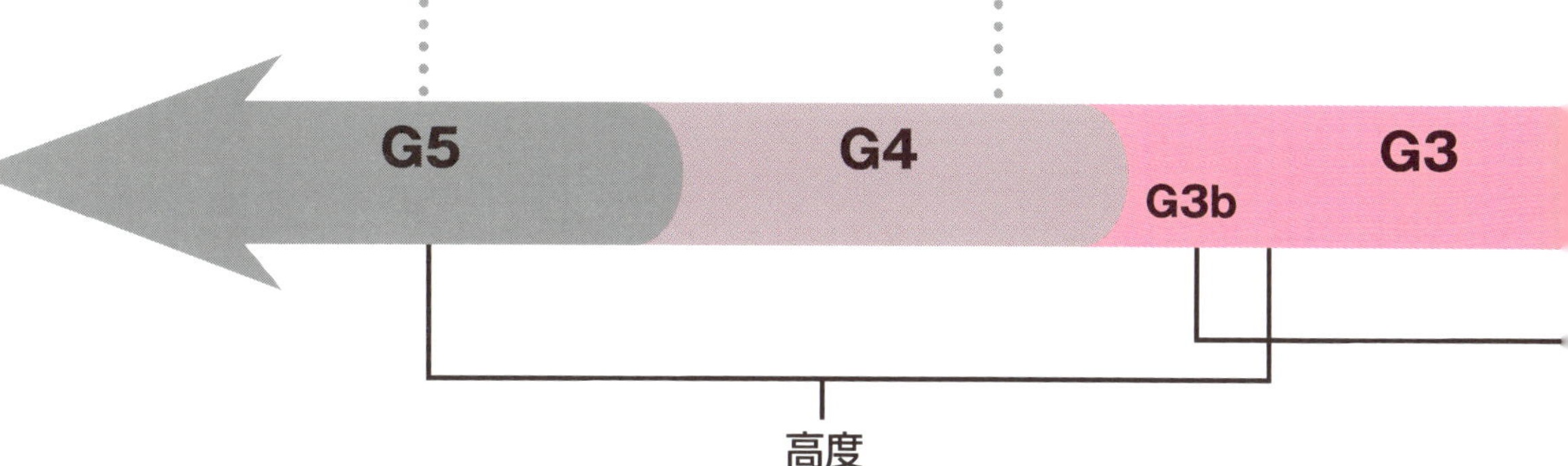

重症度分類の正常域まで戻せることもあります。そこまでの改善は望めなくても、病的な機能低下を防ぐ方法はあります。

慢性腎臓病の程度は軽くても、定期的な通院は必要です。腎臓の状態の変化をみながら、最適な治療を続けていきましょう。

▼透析になった原疾患の割合

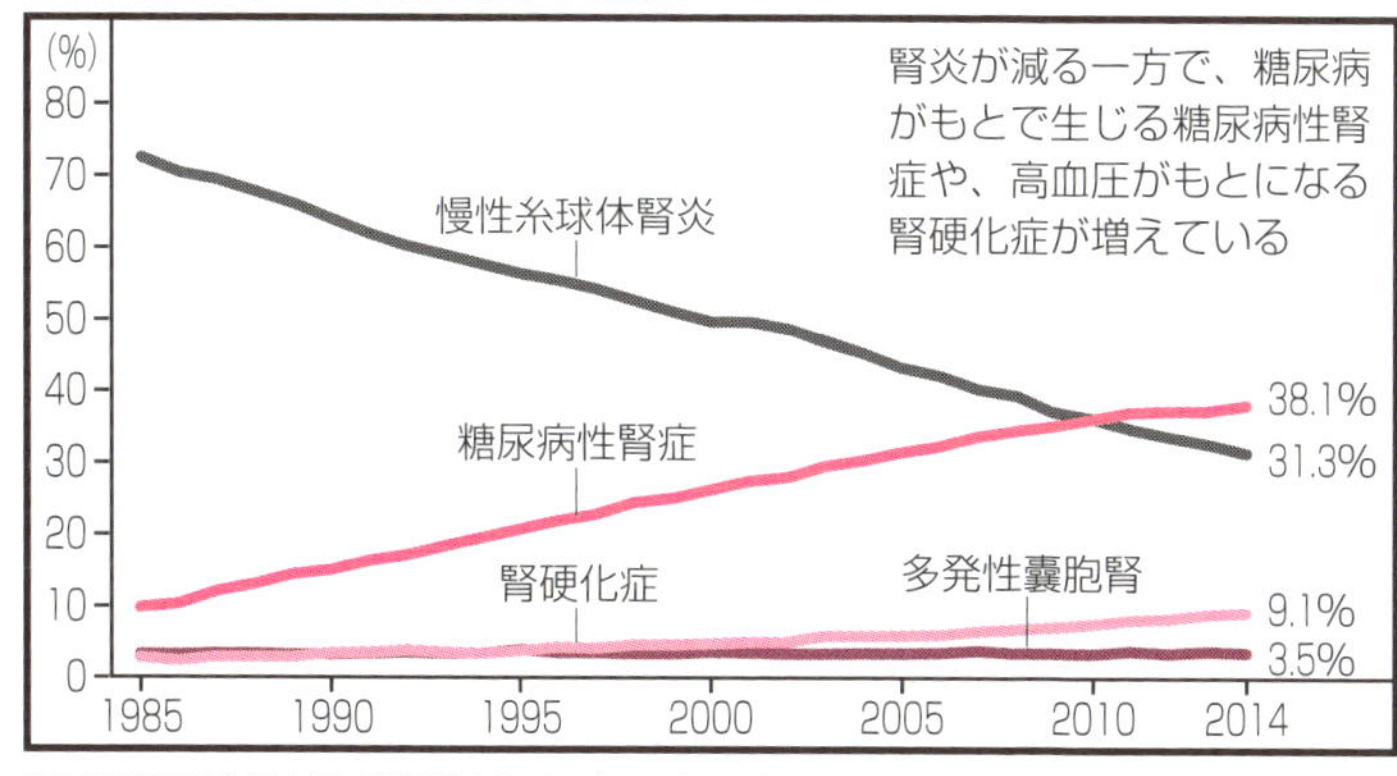

（日本透析医学会編「わが国の慢性透析療法の現況」2014 年による）

原因疾患への対応

糖尿病なら厳格な血糖コントロールを

糖尿病が原因で生じる糖尿病性腎症は、透析療法が必要な状態にまで悪化することが多いもの。血糖値が上がりすぎないようにコントロールを続け、発症・進行を防ぎましょう。

高血糖がもたらすこと

高血糖は腎臓の糸球体に障害をもたらします。すなわち糖尿病性腎症の始まりです。

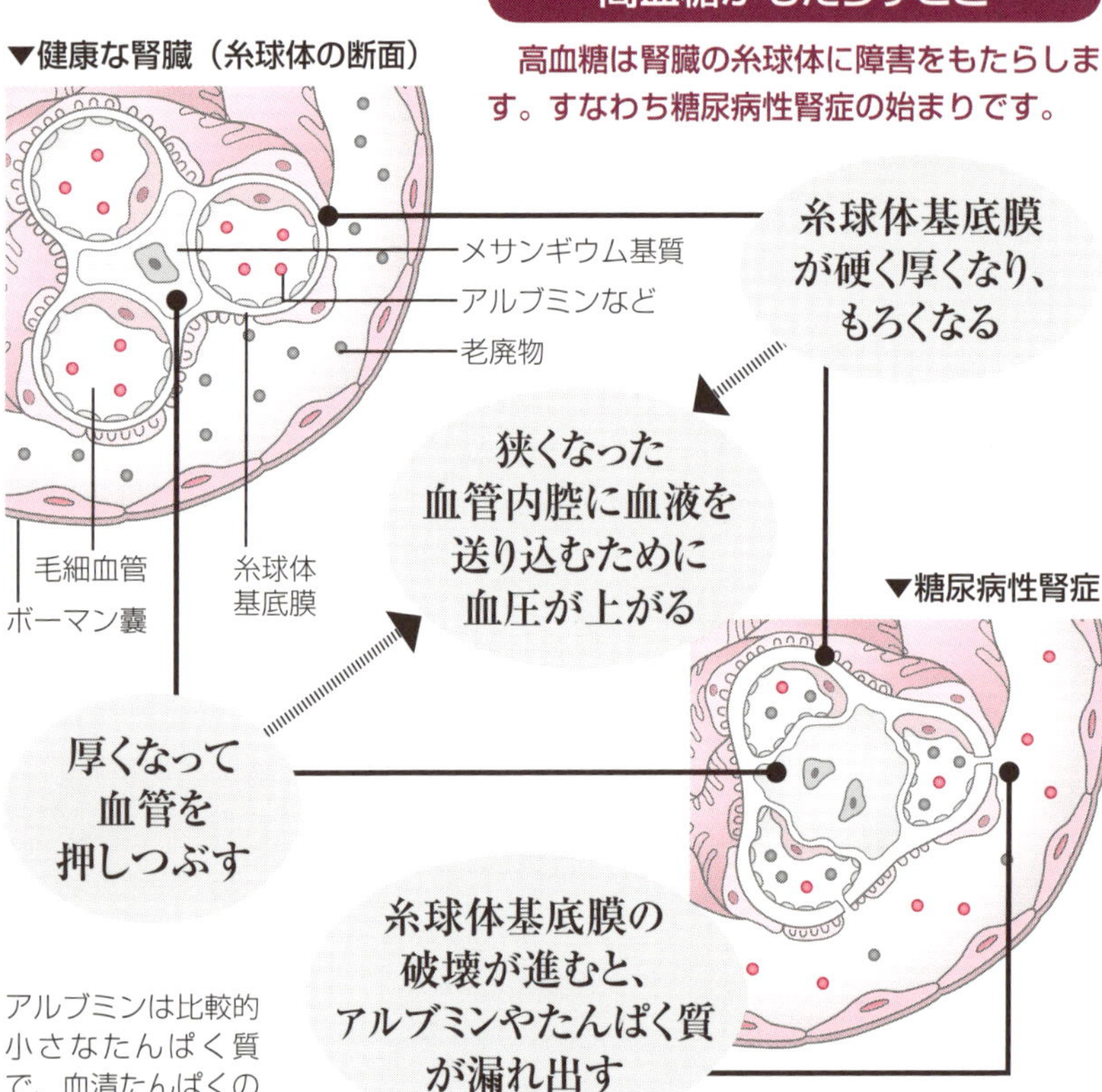

アルブミンは比較的小さなたんぱく質で、血清たんぱくの約６割を占める

静かに発症、急激に悪化していく

糖尿病を治療せず放置していると、三～四人に一人は慢性腎臓病になるといわれていますが、その始まりにはなかなか気づけません。

毛細血管が多少傷ついても、腎臓はなんとかして濾過機能を維持しようとします。その結果、血液中の老廃物が少なくなり、腎機能はむしろ改善したかのようにみえることもあります。その後もしばらくはGFR値に大きな変化はありません。けれど、無理を重ねるにも限界があります。限界を超えると、腎機能は急激に低下していきます。新たに透析を受け始める人の四割以上が、こうした経過をたどった糖尿病の患者さんです。

糖尿病性腎症の進み方と対策

糖尿病性腎症の発症予防、あるいは進行を抑えるためには、高血糖の状態をつくらないことが重要です。

食事・運動だけで血糖値が下がらない場合には薬物療法もおこない、厳格にコントロールしていきます（→72ページ）。

糖尿病の人は定期的に尿の微量アルブミン検査を！

3ヵ月〜半年に1度は尿の微量アルブミン検査（→18ページ）を受けておこう。早期から厳格にコントロールしていけば、透析に至るまで進まずにすむ可能性は高くなる

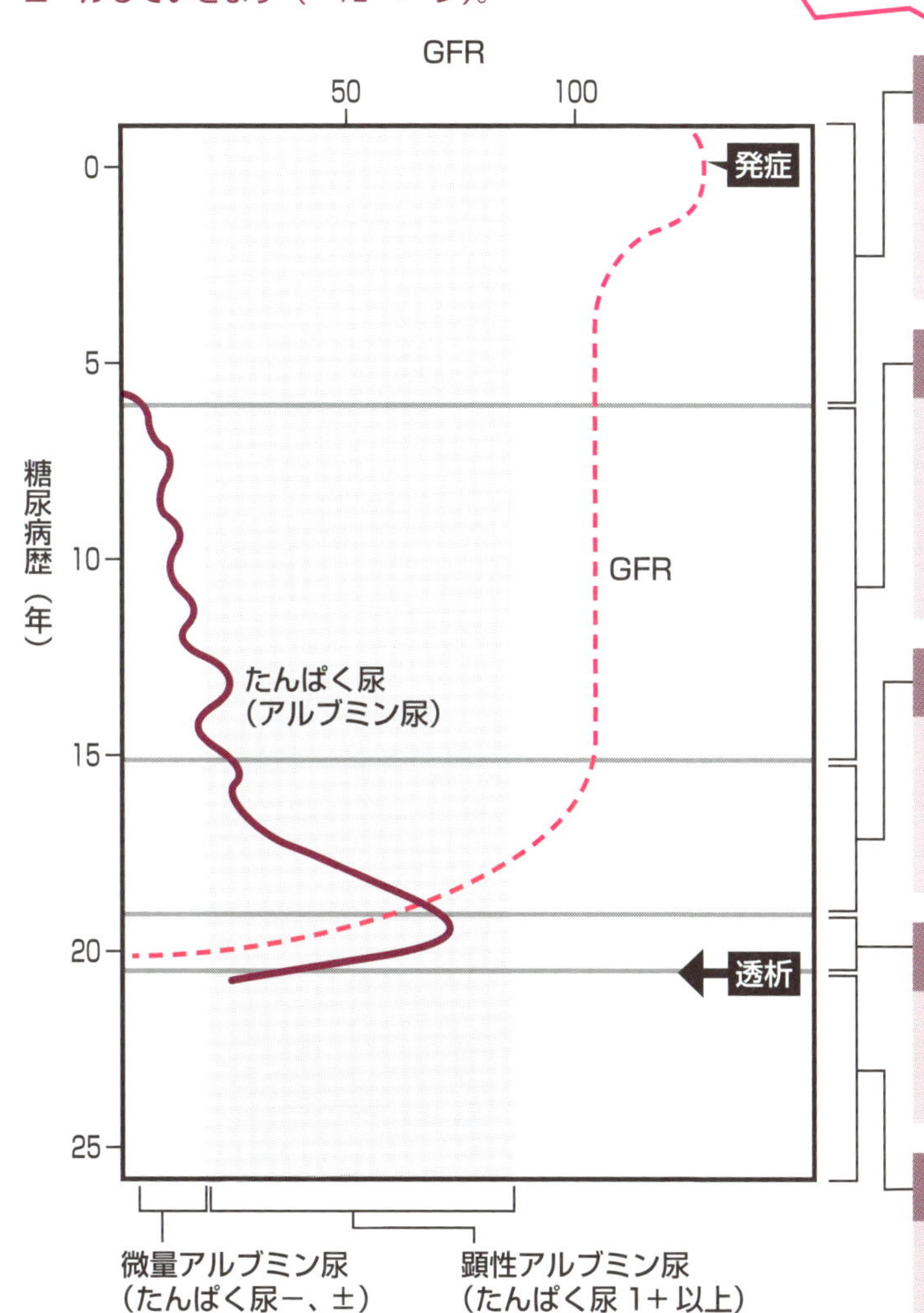

（日本腎臓学会編『CKD診療ガイド2012』より一部改変）

第1期／腎症前期

たんぱく尿もアルブミン尿もなく、GFRは正常、ときには高値。この段階からしっかり血糖コントロール

第2期／早期腎症期

微量アルブミン尿が現れ始める。GFRに大きな変化はないが、進めないためにはより厳格な血糖コントロールを。高血圧治療も追加する

第3期／顕性腎症期

たんぱく尿も陽性に。GFRの低下が始まる。血糖・血圧のコントロールに加え、たんぱく質制限も必要に

第4期／腎不全期

たんぱく尿が続き、GFRは明らかに低下。透析療法を検討

第5期／透析療法期

腎機能はほぼ失われる。透析または腎移植が必須

原因疾患への対応

高血圧は腎臓を傷め、腎臓が傷むと血圧が上がる

慢性腎臓病をまねく大きな要因のひとつが高血圧です。慢性腎臓病を進行させないためにも、心血管病の発症を防ぐためにも、血圧のコントロールが必要になります。

高血圧は悪循環をまねく

高血圧は悪循環の始まり。高血圧が腎臓を傷つけ、腎機能が低下するとさらに血圧が上がりやすくなります。

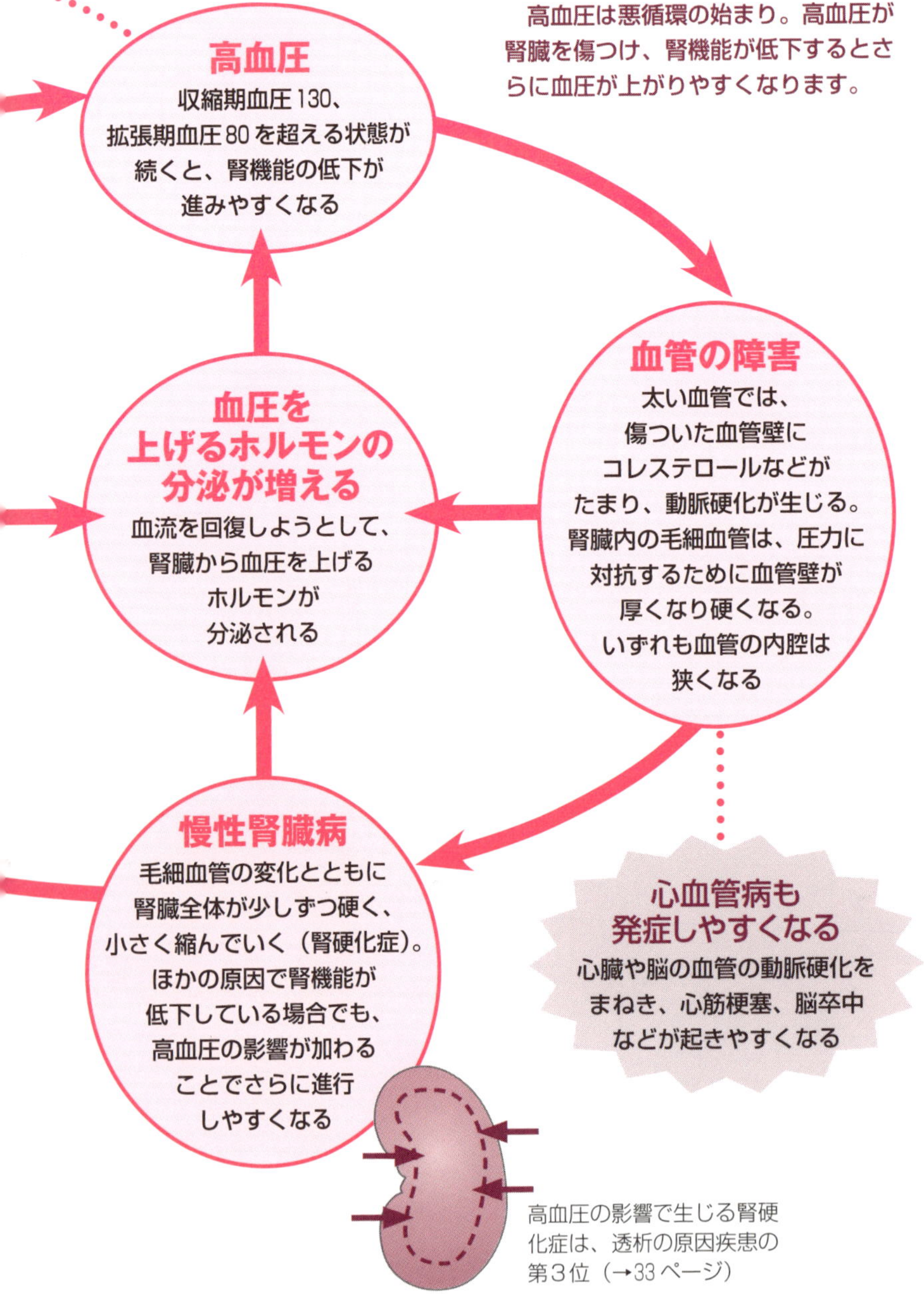

高血圧
収縮期血圧130、拡張期血圧80を超える状態が続くと、腎機能の低下が進みやすくなる

血管の障害
太い血管では、傷ついた血管壁にコレステロールなどがたまり、動脈硬化が生じる。腎臓内の毛細血管は、圧力に対抗するために血管壁が厚くなり硬くなる。いずれも血管の内腔は狭くなる

慢性腎臓病
毛細血管の変化とともに腎臓全体が少しずつ硬く、小さく縮んでいく（腎硬化症）。ほかの原因で腎機能が低下している場合でも、高血圧の影響が加わることでさらに進行しやすくなる

血圧を上げるホルモンの分泌が増える
血流を回復しようとして、腎臓から血圧を上げるホルモンが分泌される

心血管病も発症しやすくなる
心臓や脳の血管の動脈硬化をまねき、心筋梗塞、脳卒中などが起きやすくなる

高血圧の影響で生じる腎硬化症は、透析の原因疾患の第3位（→33ページ）

多発性嚢胞腎も血圧管理が重要

腎臓内に、水の入った袋状の組織がたくさんできていく多発性嚢胞腎は、比較的まれな病気ですが、末期腎不全に至ることの多い慢性腎臓病のひとつです。

多発性嚢胞腎の患者さんには脳動脈瘤(りゅう)が高い割合でみられます。腎機能の低下を防ぐためにも、脳動脈瘤が破裂して起きるくも膜下出血を防ぐためにも、厳格な血圧コントロールを続けていくことが必要です。

痛風で慢性腎臓病になることも

体内の老廃物の一種である尿酸が血液中に増える高尿酸血症は、高血圧と合併しやすい病気のひとつ。尿酸の結晶が関節にたまり強い痛みを起こす状態が痛風です。

尿酸の結晶は腎臓の組織にたまることもあります。これを痛風腎といい、腎機能を低下させる原因になります。また、尿中で尿酸が結晶化し、結石となって尿の流れを滞らせ、腎臓の負担を増大させることも。高血圧の治療に加え、尿酸値を下げるための治療が不可欠です。

高尿酸血症や多発性嚢胞腎では、尿路結石ができやすくなる。尿路とは、腎臓、尿管、膀胱、尿道のこと。このうちのどこかにできる結石が尿路結石

減塩・減量を中心にした生活改善を基本に、必要に応じて降圧薬を使用しながら、血圧をコントロールしていく

血液量の増大

腎機能の低下とともに、ナトリウムなどの成分調整がうまくいかなくなる。血液中のナトリウム量が増えると、濃度を薄めるために体内に水分がたまりやすくなって血液量も増えるため、さらに血圧が高くなる

どちらが先でも高血圧は危険

慢性腎臓病に伴う高血圧には、もともと血圧が高かったという場合もあれば、腎臓の働きが弱くなってきたために血圧が高くなってきたという場合もあります。

いずれにしても、放置しておけば悪循環をまねき、腎機能の低下を進めるだけでなく、心血管病発症のリスクも高めてしまいます。しっかり血圧をコントロールしていきましょう。

原因疾患への対応

腎炎は早めの治療で悪化を防ぐことが大切

腎臓の組織に炎症が生じ、腎機能を悪化させる腎炎には、急性のものも慢性のものもあります。生活習慣病と無関係に発症することも多いため、子どもでもみられる腎臓病です。

慢性的な腎炎の起こり方

腎炎の多くは、糸球体に生じます。慢性的な炎症が起きている状態を、まとめて慢性糸球体腎炎といいます。慢性腎臓病の原因疾患のひとつですが、その起こり方はいろいろです。

糸球体腎炎から……
溶連菌感染によって起きる急性糸球体腎炎の慢性化はまれだが、免疫異常が関係する糸球体腎炎は慢性化しやすい

ほかの病気が原因で……
膠原病(こうげんびょう)が原因で起こるループス腎炎、尿道から雑菌が入って起きる膀胱炎が広がり、腎臓に細菌感染を起こす腎盂腎炎(じんうじんえん)など。腎盂腎炎は抗生物質の使用で改善しやすいが、くり返せば慢性化することもある

いつのまにか発症……
明らかな症状がないまま始まり、進行する。慢性糸球体腎炎の多くはこのタイプ

腎炎の慢性化
濾過機能が低下し、たんぱく尿や血尿が出やすくなる

子どもにもみられるネフローゼ症候群

子どもの慢性腎臓病で多いのは、先天性の異常や慢性糸球体腎炎(とくにIgA腎症)です。大量のたんぱく尿が続き、血液中のたんぱく質やアルブミンの量が減っている状態を「ネフローゼ症候群」といいますが、その多くは慢性糸球体腎炎が原因で生じます。

子どものネフローゼ症候群は、多くの場合、副腎皮質ホルモンがよく効きます。多くは完治しますので、適切な治療を受けるようにしましょう。

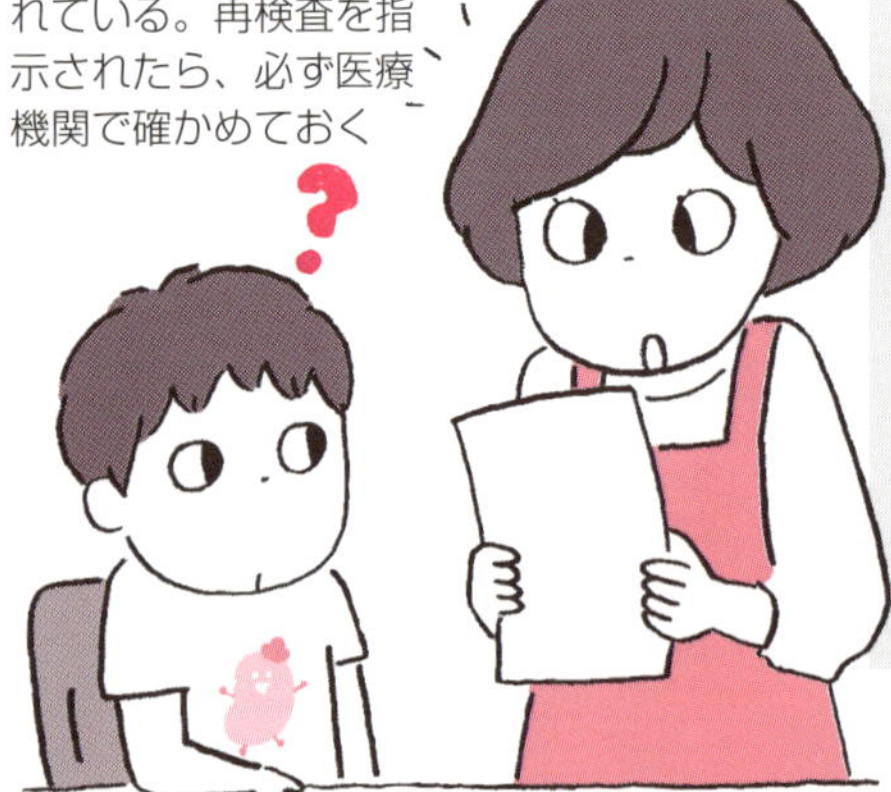

子どもの場合、ほとんどが学校検尿で発見されている。再検査を指示されたら、必ず医療機関で確かめておく

慢性糸球体腎炎のいろいろ

慢性糸球体腎炎は、糸球体の組織のどこに、どんな変化が生じているかによっていくつかのタイプに分けられます。タイプ分けには腎生検（→21ページ）が必要です。

IgA（アイジーエー）腎症

免疫反応にかかわる免疫グロブリンA(IgA)などが糸球体にたまり、炎症を引き起こす病気です。慢性糸球体腎炎のなかでもっとも多く、3～4割を占めています。感染症のあとに発症することが多く、気づかぬうちに進行してしまうこともありますが、早い段階で気づけば薬物療法などで改善できるようになってきています。

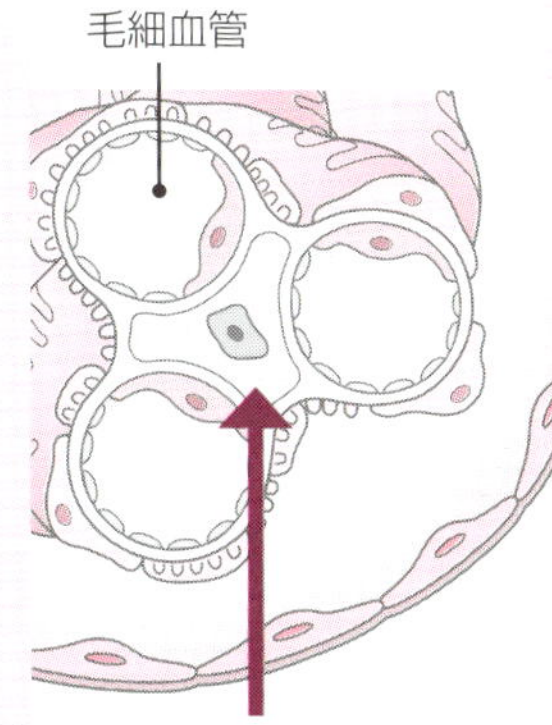

毛細血管
ここに免疫にかかわるたんぱく質などがたまっていく

その他

子どものネフローゼ症候群で多くみられる「微小変化型」、糸球体の一部が硬くなって機能低下を起こす「巣状（そうじょう）分節性糸球体硬化症」、フィルターの役割を果たしている糸球体基底膜が厚くなり濾過機能が低下する「膜性腎症」などがあります。

治療の基本

異常な免疫反応や炎症の抑制には薬物療法が重要です（→73ページ）。子どもの場合、成長の妨げになるような食事制限はしないほうがよいものの、減塩は必要です。

過剰な免疫反応を抑えて進行を止める

かつては透析原因のなかでもっとも多かった腎炎ですが、近年、その割合は減り続けています。過剰な免疫反応を抑えることで炎症が止まり、病状が安定する例も増えているからです。

ただ、慢性化した腎炎のほとんどは自覚症状がありません。早期発見のためには、やはり定期的な尿検査を受けておくことが重要です。

扁桃（へんとう）の摘出手術で腎炎がよくなる!?

IgA腎症は、扁桃炎と深く関係していることがあります。そこで、扁桃炎をくり返している場合には、口蓋（こうがい）扁桃の摘出手術をおこなったうえで、副腎皮質ホルモンを集中的に使用する治療法も選択肢のひとつです。

今日から始める

生活改善は原因・進行度を問わず重要

食事内容への配慮、適度な運動、禁煙——理想的な生活習慣に近づければ、腎機能の低下は防げます。「そのうちに」ではなく、気づいた今日から取り組みを開始しましょう。

改善すべきポイントをおさえる

生活習慣のなかでも重要になるのが、食事や運動です。まずは、自分の生活のどこに、どんな問題があるのかをしっかり自覚しておきましょう。

食事

□毎日、ついつい食べすぎてしまう
□濃い味つけのものが好き
□甘いもの、お菓子をよく食べる
⇒問題点を自覚し、少しずつでも改善していこう

肥満

□BMIが25以上（→BMIの計算式は19ページ）
□おなかまわりに脂肪がたっぷり
⇒食事、運動のバランスの見直しを

運動

□体を動かすことは苦手
□近い距離でも乗りものを使う
□忙しくて運動する暇がない
⇒ちょっとした心がけで運動量は増やせる。無理のない範囲でできることから始めよう

タバコ

□喫煙している
□禁煙を試みたことはあるが失敗した
⇒喫煙は腎機能を低下させる。禁煙がむずかしければ「禁煙外来」の利用も検討しよう

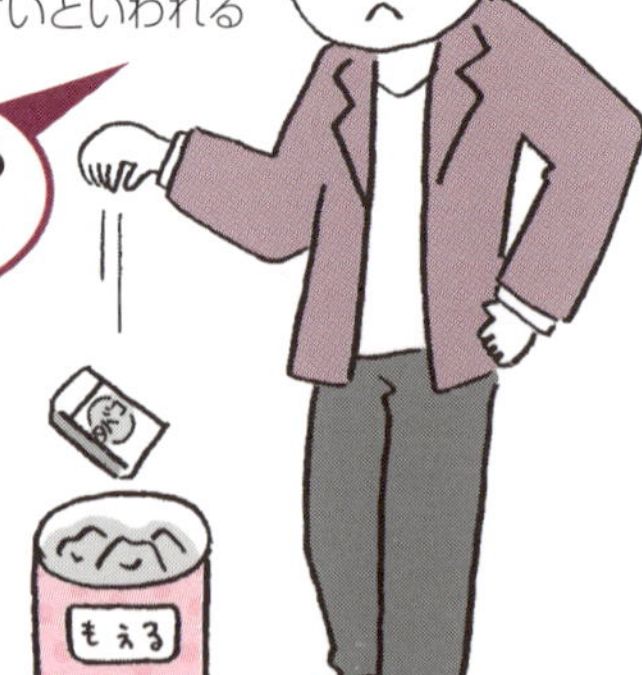

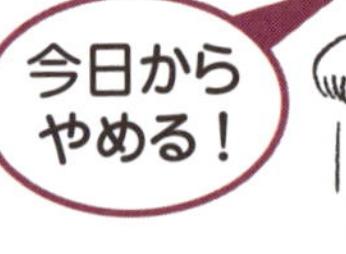

徐々に本数を減らすより、スッパリやめるほうが禁煙は成功しやすいといわれる

禁酒は必要？

ほかの理由で禁酒が必要でないのなら、ほどほどの飲酒はかまいません。とはいえ、飲みすぎれば肥満・糖尿病の悪化につながるおそれも。適量でやめる自信がなければ、初めから飲まないほうが無難です。

悪循環をもとから断つ！

生活習慣の改善が重要なのは、悪循環の始まりを断ち切ることができるからです。

悪しき生活習慣

根本から変えることで、腎臓を含めて全身の状態がよくなっていく

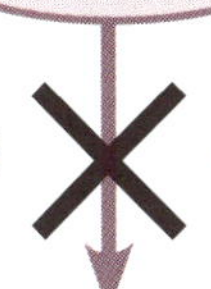

インスリン抵抗性など

インスリンは血糖を下げるために分泌されるホルモン。十分に分泌されていても、食べすぎや運動不足、肥満などが続くとインスリンの効きぐあいが悪くなっていく

糖尿病だけでなく、その他の生活習慣病でもインスリン抵抗性がみられる

たんぱく尿が出やすくなる

インスリン抵抗性が高まりやすくなる

高血糖／高血圧／脂質異常症

悪循環

慢性腎臓病

心血管病

慢性腎不全

生活習慣病は改善できる病気

慢性腎臓病の発症・進行に深く関係する生活習慣病は、「よい習慣に切り替えていくことで改善できる病気」ともいえます。

ただ、頭では理解していても、実際の行動に移し、続けるのは簡単なことではありません。

途中であきらめないようにするには、この先の人生をどのように送りたいのか、しっかり考えておくことが重要です。そして、「寿命が尽きるまで自分の体にしっかり働いてもらいたい」と思うなら、強い決意で生活改善に取り組んでいきましょう。

今日から始める

検査値・測定値の「見える化」で意欲を保つ

自覚症状が薄い慢性腎臓病は、「症状の改善」というわかりやすい成果を得にくいもの。治療に取り組む意欲を保つためには、成果を目に見える形にしてみるのが有効です。

自分の取り組み方を見直すきっかけになる

食事をはじめとする生活改善や、血圧・血糖のコントロールを続けている患者さんと、途中でやめてしまった患者さんとでは、いずれ腎臓の状態に大きな差がついてきます。問題は、腎臓の働きがほぼ失われてしまうまで、その差を実感できないことです。

だからこそ、自分の努力がどんな成果を生んでいるのか、目で見える形にしていきましょう。腎機能を示す線の傾きがゆるやかになれば、着実に成果は上がっています。「この調子でがんばろう」という意欲も高まるはず。取り組み方が不十分な場合には、それに早く気づくこともできます。

検査結果をグラフ化しよう

腎機能の検査を受けたら、その結果を記録しておき、グラフにしてみましょう。取り組みがうまくいっているかどうかが一目でわかりますし、今後の進み方の予測も可能です。

▼糖尿病・高血圧・たんぱく尿がある人の例

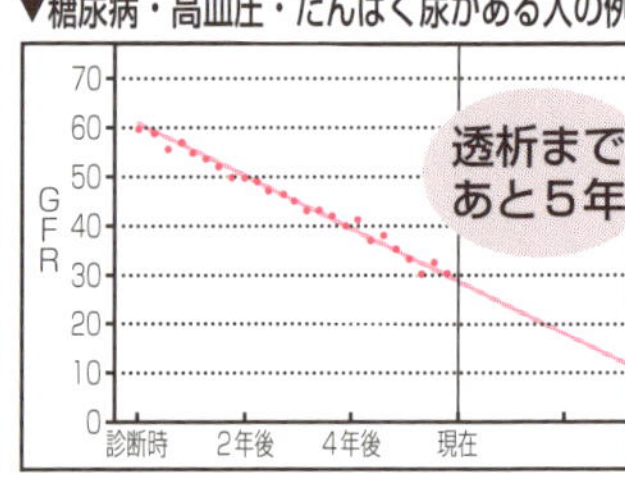

▼血圧正常・たんぱく尿陰性の人の例

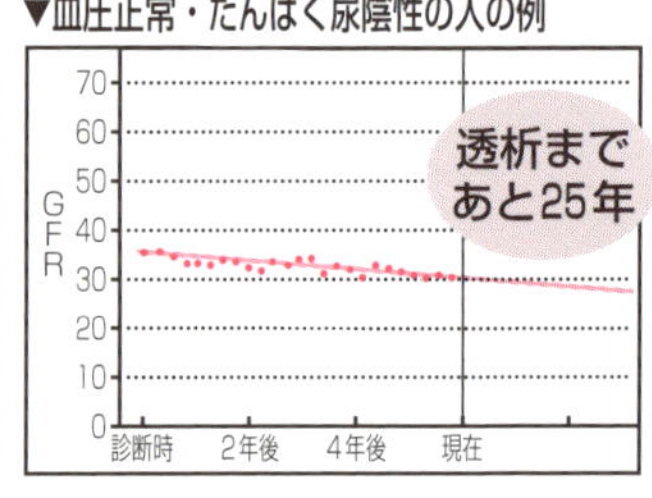

▼記入例

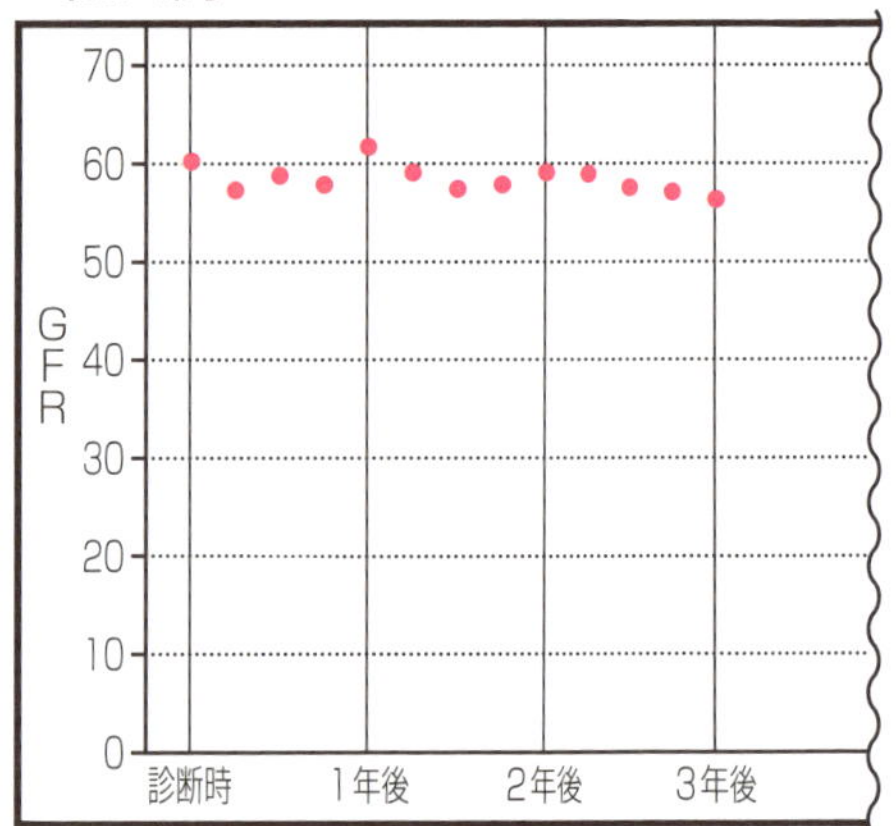

GFR値・血清クレアチニン値は年単位で判断する

腎機能を示すGFRや、GFR値算出の基礎となる血清クレアチニンの検査は、数年単位での変化のぐあいをみることが大切。直前の検査の数値とくらべて一喜一憂しないで！

自己測定値もグラフにしよう

血圧や体重は、自宅で毎日測定を続けます。測定結果は必ず記録し、これもグラフ化してみます。生活改善が進んでいるか、服薬の効果は十分かを判断する貴重な材料になります。

血圧・体重は1ヵ月単位で様子をみる

血圧や体重は変動しやすいが、1ヵ月程度の動きをみれば、全体の傾向はつかめる

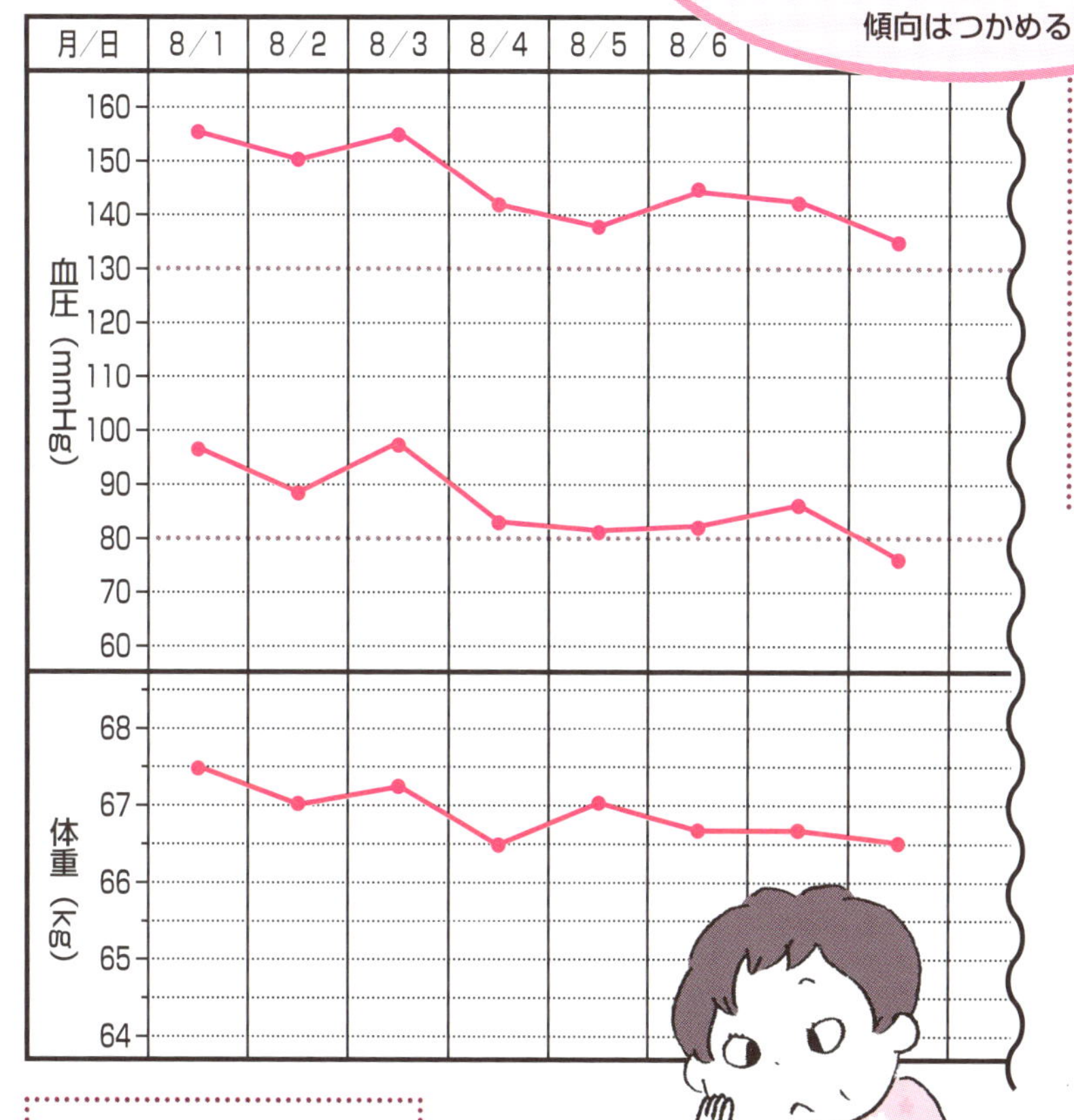

血圧は1日の平均値を記録

毎日、朝夕の2回、決まった時間に測り、収縮期・拡張期それぞれの平均値をグラフ化するとよいでしょう。食事や入浴、トイレの直後は血圧が安定しにくいので避けます。

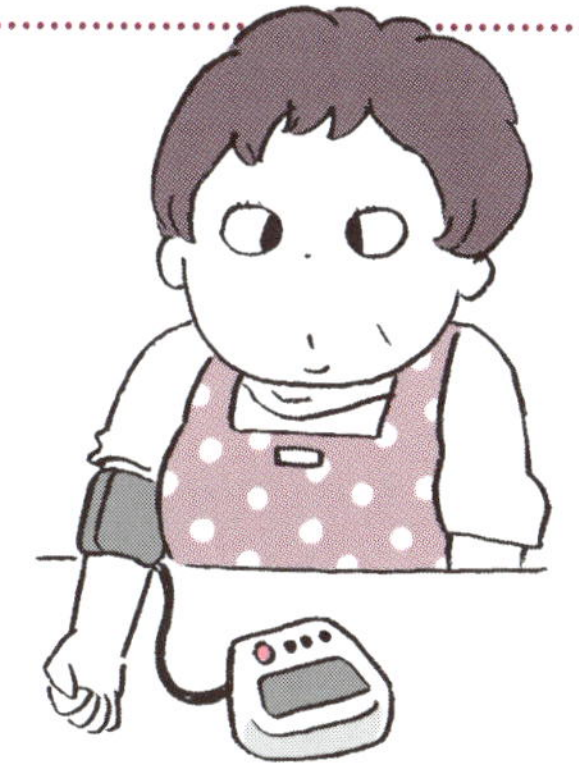

血圧計は上腕部で測るタイプのものを選ぶとよい

体重測定は毎日同じタイミングで

朝起きてトイレに行ったあと、あるいは入浴の前など、毎日同じ条件で測定しましょう。

体重計はデジタル式、小数点以下1ケタまで表示されるものがよい

糖尿病の人は血糖値やHbA1c（→73ページ）の数値もグラフ化しておこう。血糖値は、家庭用の測定器を使って毎日測るとよい

COLUMN

「慢性腎臓病」は21世紀に生まれた新しい概念

早期発見・早期治療に結びつきやすくなった

慢性腎臓病（CKD）という病名は、たんなる総称というわけではありません。さまざまな腎臓病にみられる「慢性的に腎機能が低下していく病気」という共通点に注目し、大きくとらえ直すために生まれた新しい概念です。二〇〇二年、米国腎臓財団の提唱からスタートし、その定義、診断基準などが定められてきました。

背景には、慢性的な腎臓病は気づかれにくく、透析が避けられないほどにまで悪化してはじめて発見される人があまりにも多いという事実がありました。

いずれの病気も、腎機能の病的な低下に早く気づき、より早い段階で手を打つことが重要です。腎臓を守るための対策にも共通するところが多くあります。個々の病名がつく・つかないにかかわらず、腎機能そのものに着目して腎臓の状態を把握することで、徐々に進行していく腎臓病の早期発見・早期治療に結びつきやすくなったといえるでしょう。

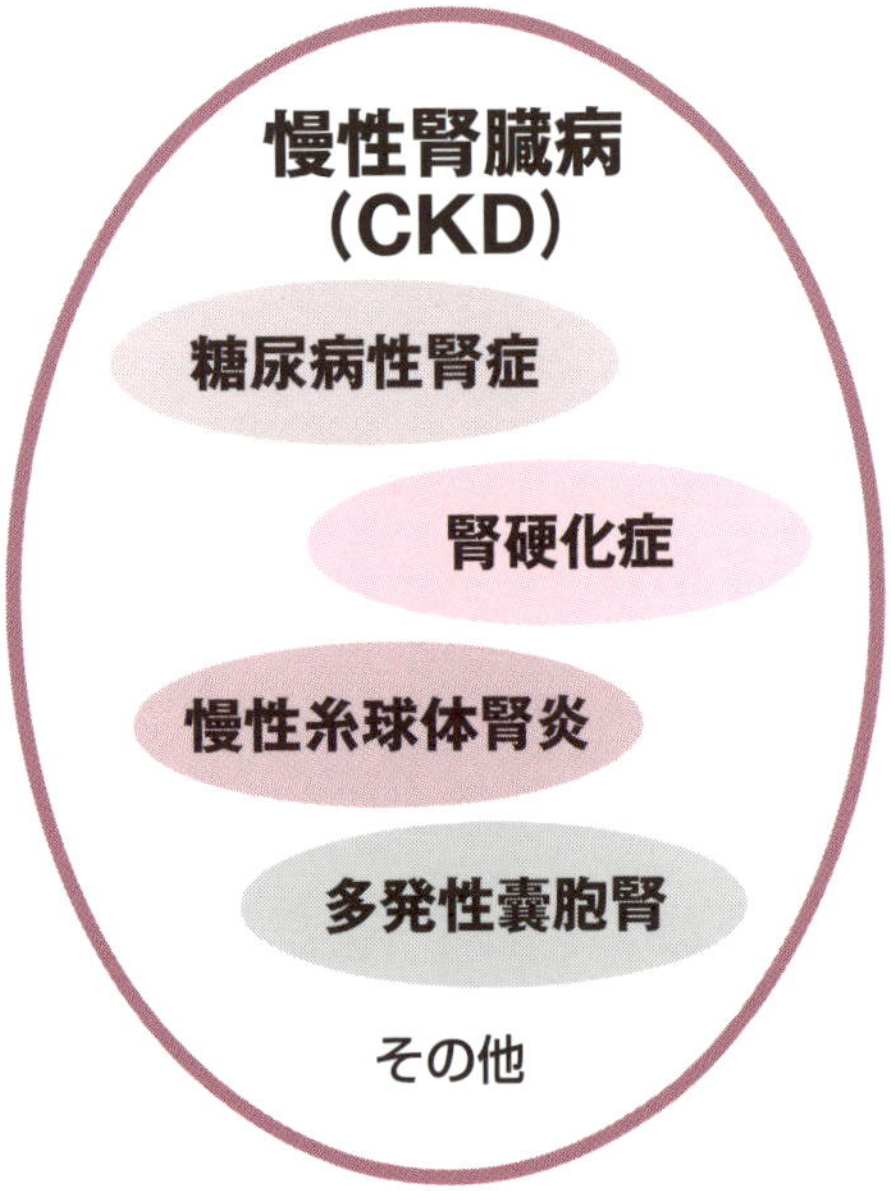

慢性腎臓病はさまざまな病気を含んだ大きな病名。個々の病名がついてもつかなくても、一定の診断基準に当てはまれば対策が必要

3

腎臓を長持ちさせる食事療法・運動療法

慢性腎臓病の進行を止める取り組みのなかで、
重要な位置を占めるのが毎日の食事です。
また、近年、運動の効果にも注目が集まっています。
食事療法・運動療法のポイントを学んでいきましょう。

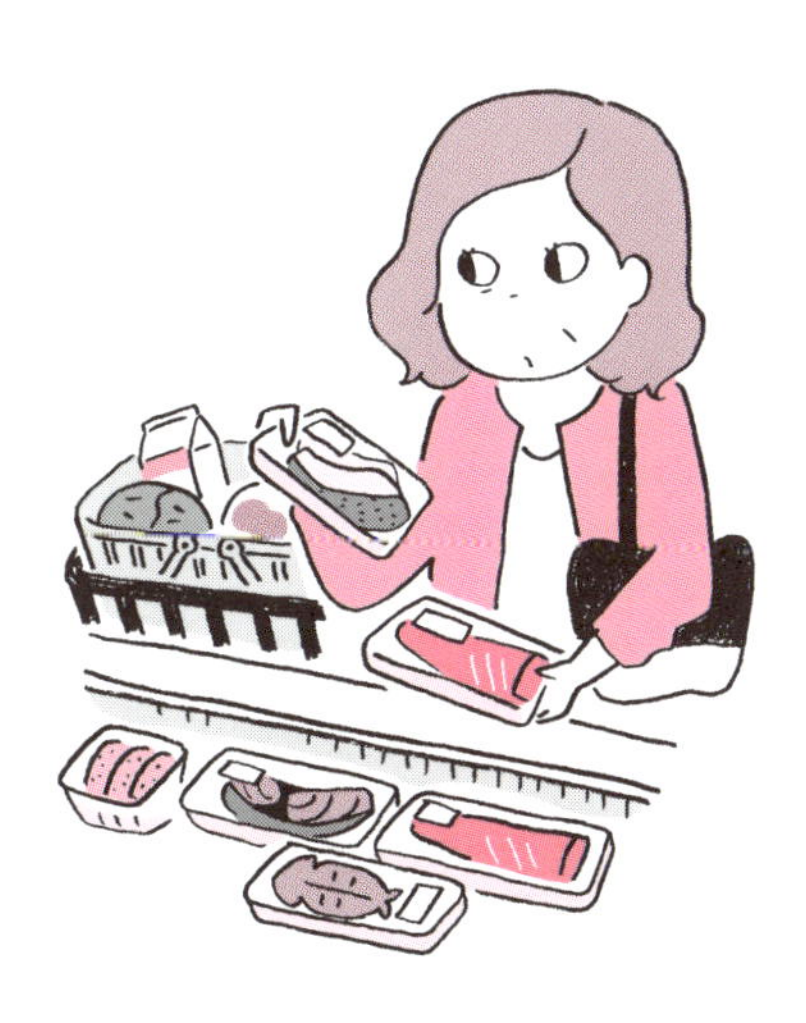

食事療法の基本

食事は重要。ただし「自己流のやりすぎ」は危険

腎臓病のなかでも、とくに慢性の経過をたどる慢性腎臓病の人は、これまでの食生活を見直す必要があります。主治医・管理栄養士のアドバイスを受けながら食事療法を進めましょう。

効果的に進めるために

食生活の見直しは、なかなかうまくいかないこともあります。そんなときは客観的なアドバイスが必要です。

ありがちなパターン①

「たまにはいいか」が毎日続く

見直しが必要とわかっていても、「たまにだから」「これくらいは」と行動に結びつかない人は、ポイントをおさえた改善策を見出す必要がありそうです。

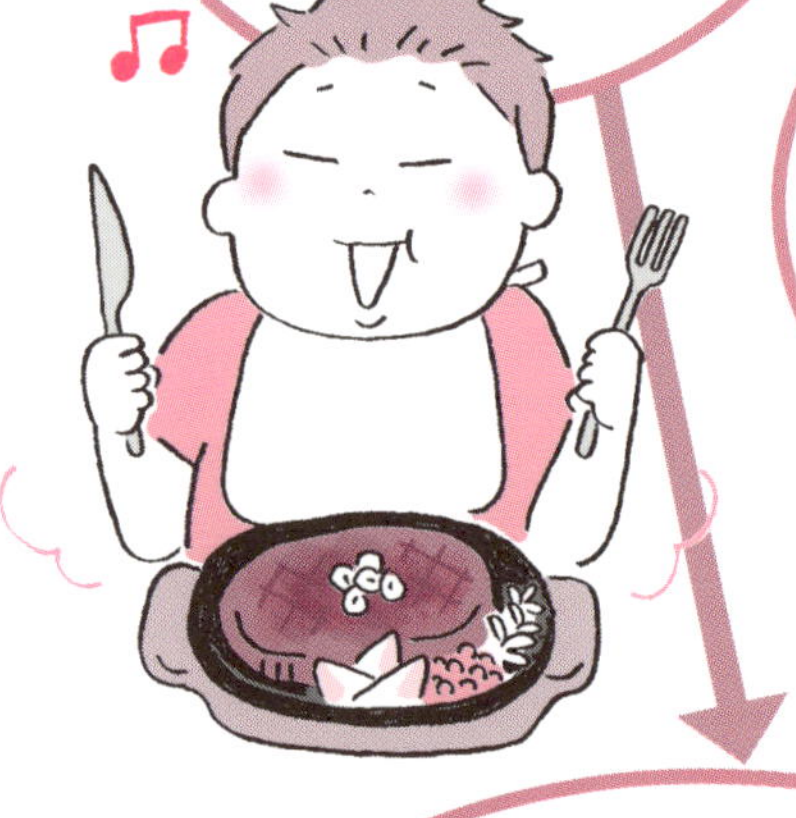

ありがちなパターン②

とにかく「食べない」ようにする

たんぱく質などを制限しようとして、必要以上に食事量を減らしてしまい、栄養不良の状態になってしまうことも。全身状態の悪化につながり、かえって問題です。

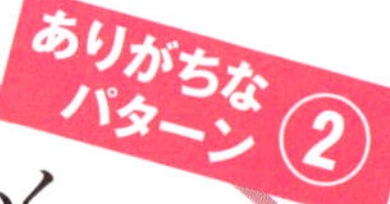

専門家といっしょに取り組む

食事療法は、各自の状態に合わせた目標設定が必要ですし、それぞれの食習慣に合わせた実践のしかたを考えていくことも大切です。主治医や、病院の管理栄養士など、専門家のアドバイスに耳を傾けながら、長く続けられるスタイルを見つけていきましょう。

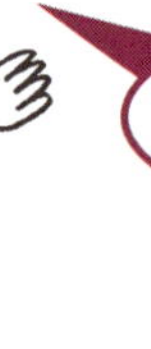

いっしょにがんばりましょう！

「理想の食事」は状態によって違う

慢性腎臓病の食事療法は、原因や腎臓の働きぐあいによって内容が異なります。一人ひとりの状態に合わせて食事内容を見直していきます。

慢性腎臓病の進行度

腎臓の働きが弱まるほど、制限が必要なことも増えていきます。

▼ CKD ステージ

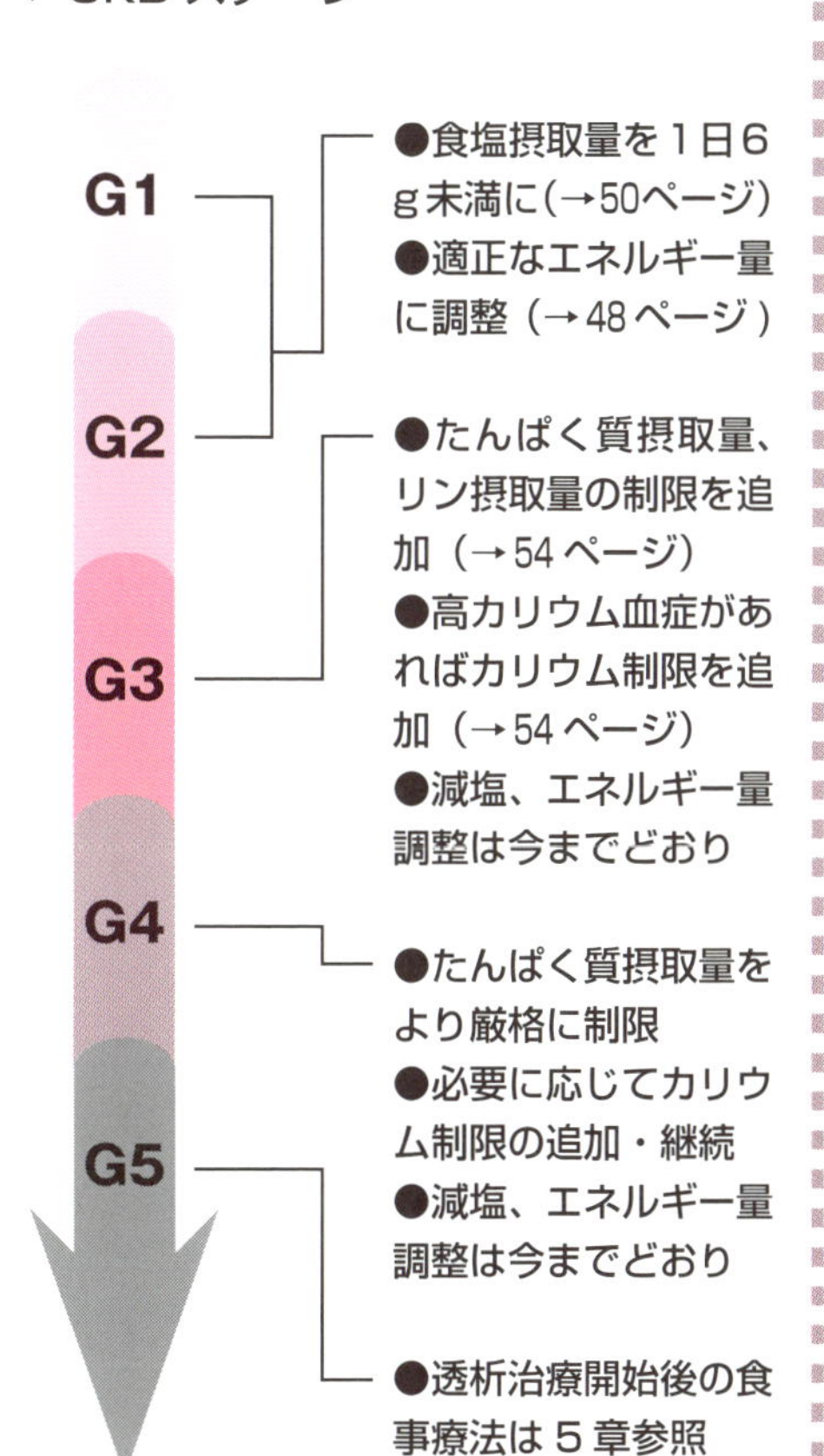
G1
G2
G3
G4
G5
●食塩摂取量を１日６g未満に(→50ページ)
●適正なエネルギー量に調整（→48ページ）
●たんぱく質摂取量、リン摂取量の制限を追加（→54ページ）
●高カリウム血症があればカリウム制限を追加（→54ページ）
●減塩、エネルギー量調整は今までどおり
●たんぱく質摂取量をより厳格に制限
●必要に応じてカリウム制限の追加・継続
●減塩、エネルギー量調整は今までどおり
●透析治療開始後の食事療法は５章参照

もともとの原因／進める要因

腎機能を低下させている要因が明らかな場合、それぞれ注意したいポイントがあります。

高血圧	降圧薬を使用していても、減塩・減量は必須
糖尿病	エネルギー量、甘いもののとり方などにも注意して血糖値を厳格にコントロールしていく
脂質異常症	動物性脂肪のとりすぎ、食生活のかたよりに注意
高尿酸血症（痛風）	尿酸のもととなるプリン体を多く含む動物の内臓、魚の干物などを避ける。飲酒量も控える
腎炎・ネフローゼ症候群	むくみが強いときは水分制限も必要になる

腎臓を守る食事は全身の健康にもよい

腎臓が弱っている場合、まず減塩、肥満の人は食べる量自体も減らします。腎機能低下の進みぐあいによっては、たんぱく質制限なども必要になってきます。

制限だらけと思うと憂うつかもしれませんが、今までが食べすぎだったということが多いもの。腎臓にやさしい食事は、全身の健康を守ることにもつながります。

すべての段階で必要なこと

食事のエネルギー量は状態に合わせて調整する

毎日の食事は、生きていくために欠かせないエネルギーの供給源ですが、とりすぎれば脂肪となって体に蓄積されていきます。肥満が気になる人は食事量の見直しから始めましょう。

理想と現実の差を把握する

統計的にもっとも病気を発症しにくいのは、身長と体重から割り出すBMIが22の場合とされています。BMIが22となる体重が標準体重です。実際の体重とくらべてみましょう。

あなたの標準体重は?

BMI22になる体重が、あなたの標準体重。もっとも健康的な理想の体重といえます。

身長(m)×身長(m)×22 =標準体重

理想の体重

kg

現状は?

実際の体重はどれくらいでしょうか。BMI25以上なら明らかな肥満、逆に18.5未満なら低体重（やせ）と判断されます。

実際の体重

kg

太りすぎ? やせすぎ?

理想の体重と、実際の体重との差を解消することを目標に、エネルギー量を調整していきます。

理想の体重と実際の体重の差

kg

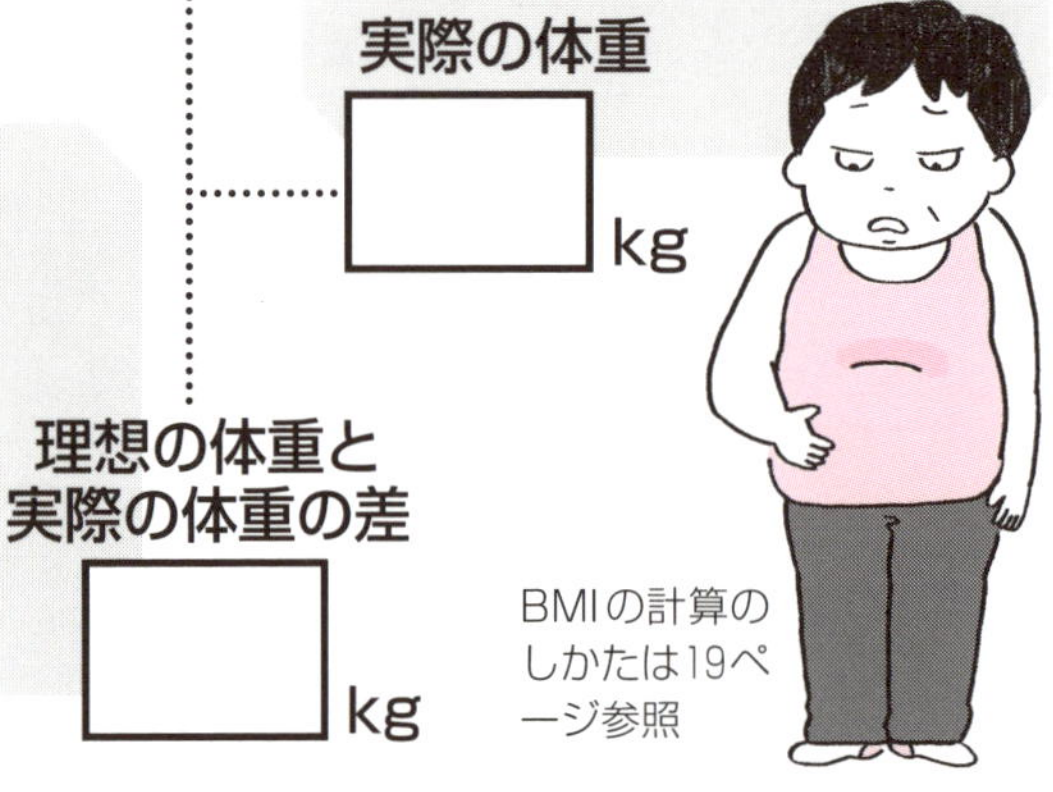

BMIの計算のしかたは19ページ参照

エネルギーの収支バランスの改善を

肥満は、それだけでも腎機能を低下させるリスクのひとつですが、さらに高血圧・糖尿病など、腎臓を傷める生活習慣病の温床にもなってしまいます。食事からとるエネルギーを減らしたり、たくさん動いて消費するエネルギーを増やしたりすることで、エネルギーの収支バランスを改善していきましょう。

一方で、必要以上に食事量を減らすことには弊害もあります。とくに、もともとやせぎみの人は、むやみに食べる量を減らさないようにしてください。筋肉量が減りすぎると、体力も低下してしまうからです。

エネルギー量の目安をつかむ

理想の体重に近づけるために、体重の増減をはかるには食事内容の見直しがいちばん確実です。

脂肪 1g のエネルギー量は 9kcal。
体脂肪の 20%は水なので、
体脂肪 1g を燃焼させるには約 7kcal 必要

体脂肪 1kg を燃焼させるエネルギー量 ＝ 7000kcal

+7000kcalで体重は1kg増

−7000kcalで体重は1kg減

毎日100kcal分のエネルギー減を目指せば約2ヵ月で1kg減らせる!

毎日の食事の「もう一口」の積み重ねが、エネルギー量に大きく影響しています。減量のためには運動量を増やしてもよいのですが、より手軽なのは食事量の見直しです。

100kcal分の運動量の目安

太りすぎの場合、運動量を増やして消費エネルギーを増やすのもおすすめです。

- **歩行**（速足） 35分程度
- **軽いジョギング** 20分程度
- **水泳** 15分程度
- **自転車**（軽い負荷） 30分程度

（体重 60kg の場合。体重が軽ければさらに長く、重ければ短い時間で達成可能）

（厚生労働省「健康づくりのための運動指針 2006」による）

100kcal分の食品量の目安

太りすぎなら「ちょっと減らす」心がけが、やせすぎて体力がないようなら「ちょっと増やす」ことで理想の体重に近づけることが可能です。

- **ごはん** 茶碗に軽く2/3 杯
- **ラーメン** 1/5 杯
- **カレーライス** 1/8 皿
- **菓子パン** 1/3 個
- **クッキー** 3 枚
- **缶ビール**（ロング缶） 1/2 缶

（山縣邦弘編「コメディカルのためのCKD療養指導マニュアル」による）

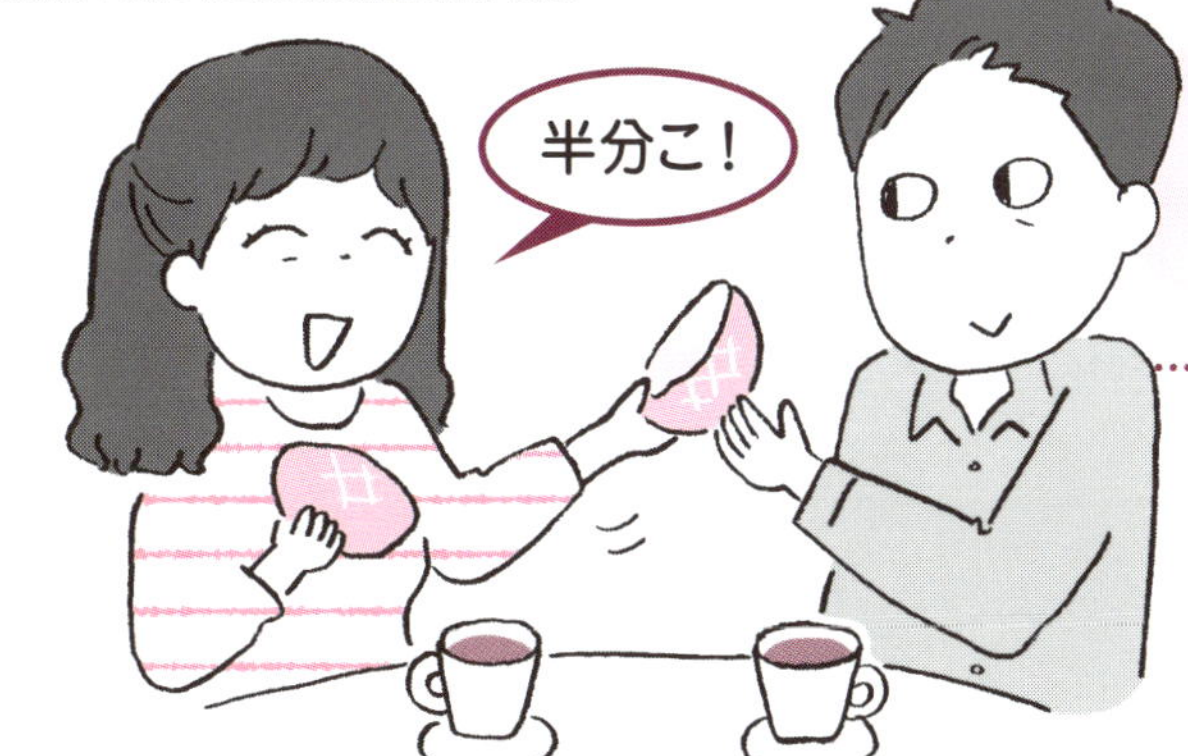

すべての段階で必要なこと

塩分を控えて血圧を上げないようにする

血圧が高い人はもちろん、正常の範囲内であっても、太っていてもやせていても、慢性腎臓病の人は減塩の心がけが重要です。塩分を減らすことで腎臓の負担を減らしていきましょう。

塩分過多で起こること

塩分（食塩）は、塩素とナトリウムが結びついた塩化ナトリウム。このうちナトリウムが、高血圧やむくみを生じさせる原因になります。

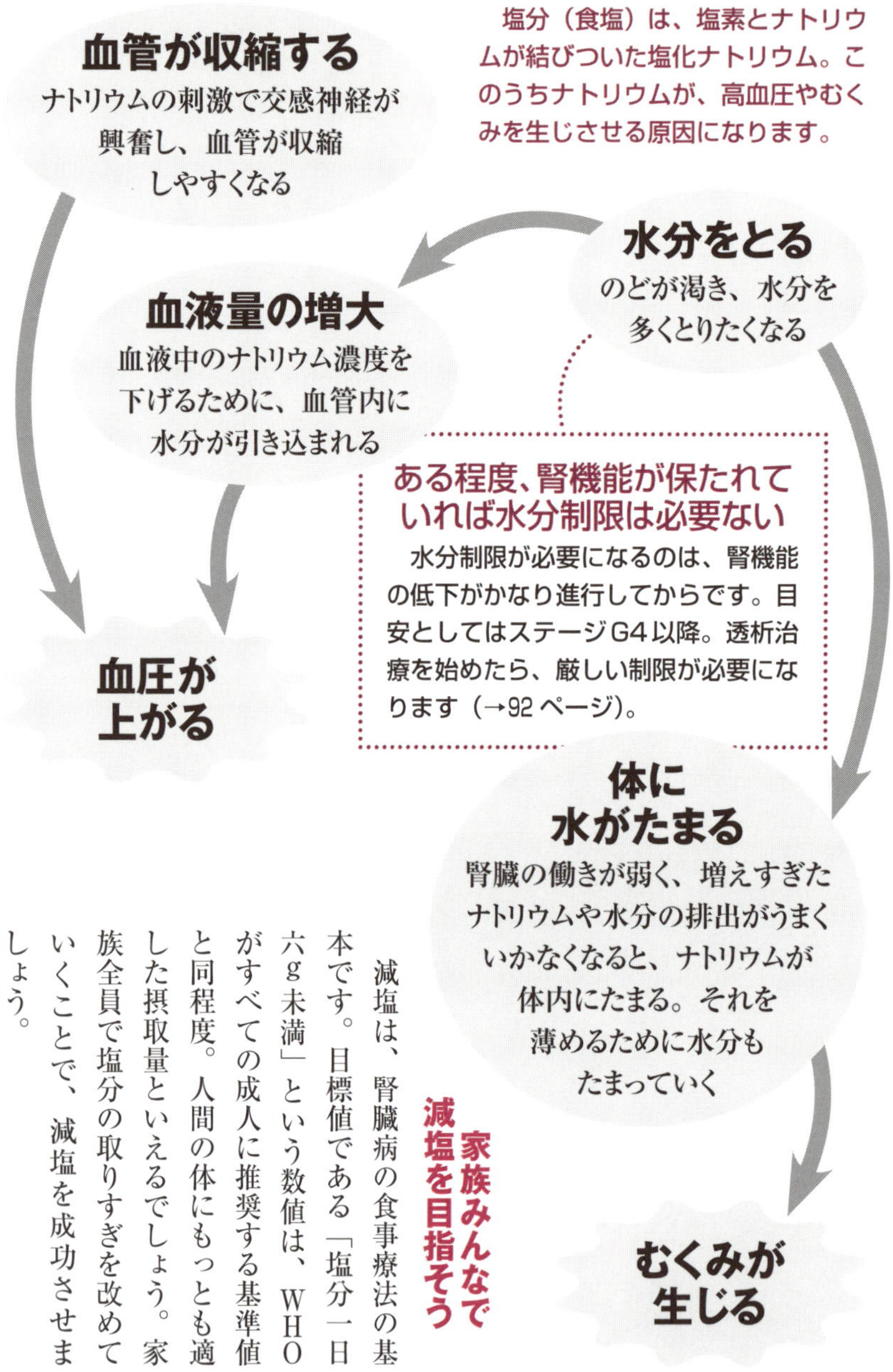

水分をとる
のどが渇き、水分を多くとりたくなる

血液量の増大
血液中のナトリウム濃度を下げるために、血管内に水分が引き込まれる

血管が収縮する
ナトリウムの刺激で交感神経が興奮し、血管が収縮しやすくなる

血圧が上がる

体に水がたまる
腎臓の働きが弱く、増えすぎたナトリウムや水分の排出がうまくいかなくなると、ナトリウムが体内にたまる。それを薄めるために水分もたまっていく

むくみが生じる

ある程度、腎機能が保たれていれば水分制限は必要ない

水分制限が必要になるのは、腎機能の低下がかなり進行してからです。目安としてはステージG4以降。透析治療を始めたら、厳しい制限が必要になります（→92ページ）。

家族みんなで減塩を目指そう

減塩は、腎臓病の食事療法の基本です。目標値である「塩分一日六g未満」という数値は、WHOがすべての成人に推奨する基準値と同程度。人間の体にもっとも適した摂取量といえるでしょう。家族全員で塩分の取りすぎを改めていくことで、減塩を成功させましょう。

塩分は1日6g未満を目標に

慢性腎臓病とわかったら、さっそく減塩を心がけましょう。薄味にしても食べ過ぎれば同じこと。減塩のためにも食べる量を控えることは大切です。

基本的にみんな取りすぎている

日本人の塩分平均摂取量は、
1日あたり男性が10.9g、女性9.2g
（平成26年・厚生労働省による）。
ほとんどすべての人が意識的に減塩に取り組まないかぎり、目標値は達成できません。

ナトリウム量は塩分に換算して考える

食品の栄養成分表示などでナトリウム量が示されている場合には、塩分量に計算し直します。正確な計算式は下記のとおりですが、ナトリウム約400mgが塩分1gに相当すると覚えておくと便利です。

ナトリウム量(mg)×2.54÷1000＝塩分量(g)

▼ふだんの献立例 （塩分は1食分の目安量）

	献立	塩分量
朝食	トースト2枚(バター)／牛乳／ベーコンエッグ／グリーンサラダ(ハム・ドレッシング)／フルーツ	3.5g
昼食	スパゲティミートソース／コンソメスープ	5.4g
夕食	ごはん／チキンカツ(ソース)／せん切りキャベツ(ソース)／トマトサラダ（ドレッシング)／みそ汁	3.2g

合計 12.1g

▼1日6gにするには？

	献立	塩分量
朝食	ごはん／緑茶／スクランブルエッグ／グリーンサラダ(ハム・ドレッシング)／フルーツ	1.3g
昼食	スパゲティミートソース／牛乳	3.4g
夕食	ごはん／チキンカツ(ソース)／千切りキャベツ(ソースなし)／トマトサラダ(ドレッシング)／紅茶	1.2g

合計 5.9g

- ベーコンを使わなければ－0.4g
- コンソメスープを牛乳に変えれば－1.0g
- ゆでる湯に加える塩を減らして－1.0g
- ソースをかけなければ－0.5g
- 主食をバタートーストからごはんに変えれば－1.8g
- みそ汁を紅茶に変えれば－1.5g

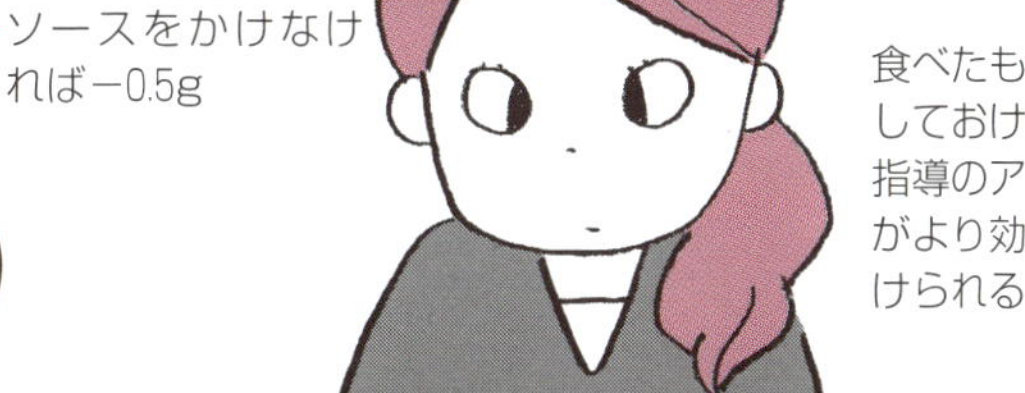
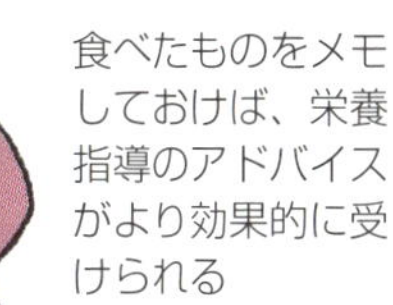

食べたものをメモしておけば、栄養指導のアドバイスがより効果的に受けられる

今日から実践！

塩分を減らす食事法

「毎日、細かな塩分計算をしなければ」と思うと負担感ばかりが強くなりがち。まずは食品の選び方・食べ方の工夫で減塩に取り組みましょう。

含有量の多い食品はなるべく食べない

塩分量の多い食品は食べない、食べるときはごく少量に抑えます。

▼塩分を多く含む身近な食品

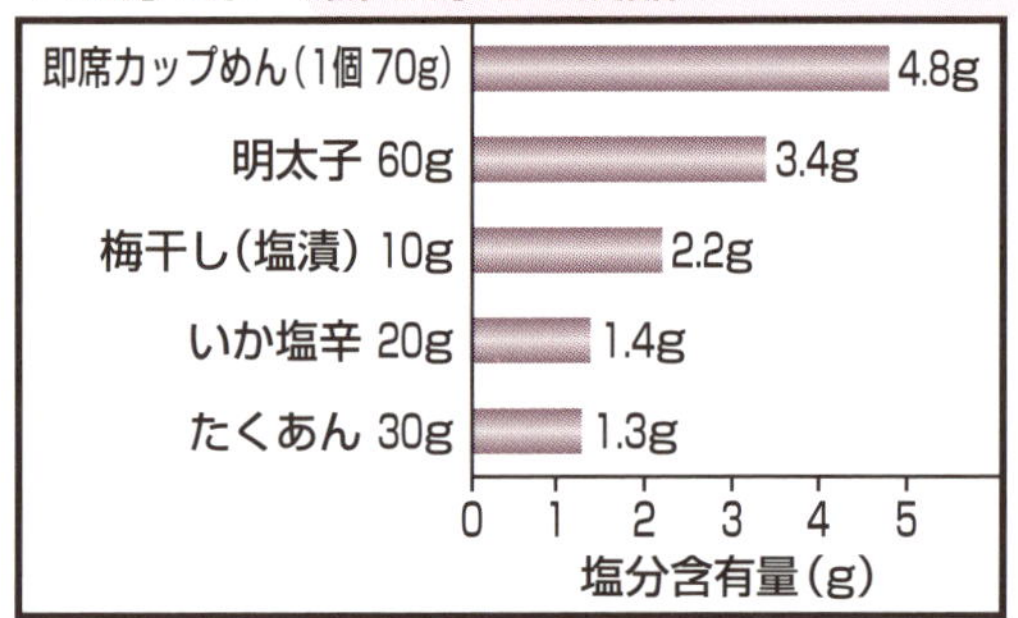

外食はメニューの選び方が重要

一品料理は、つゆや汁まで全部含めると、それだけで目標摂取量を上回るほどの塩分量を含んでいます。

▼塩分を多く含む身近な食品[※1]

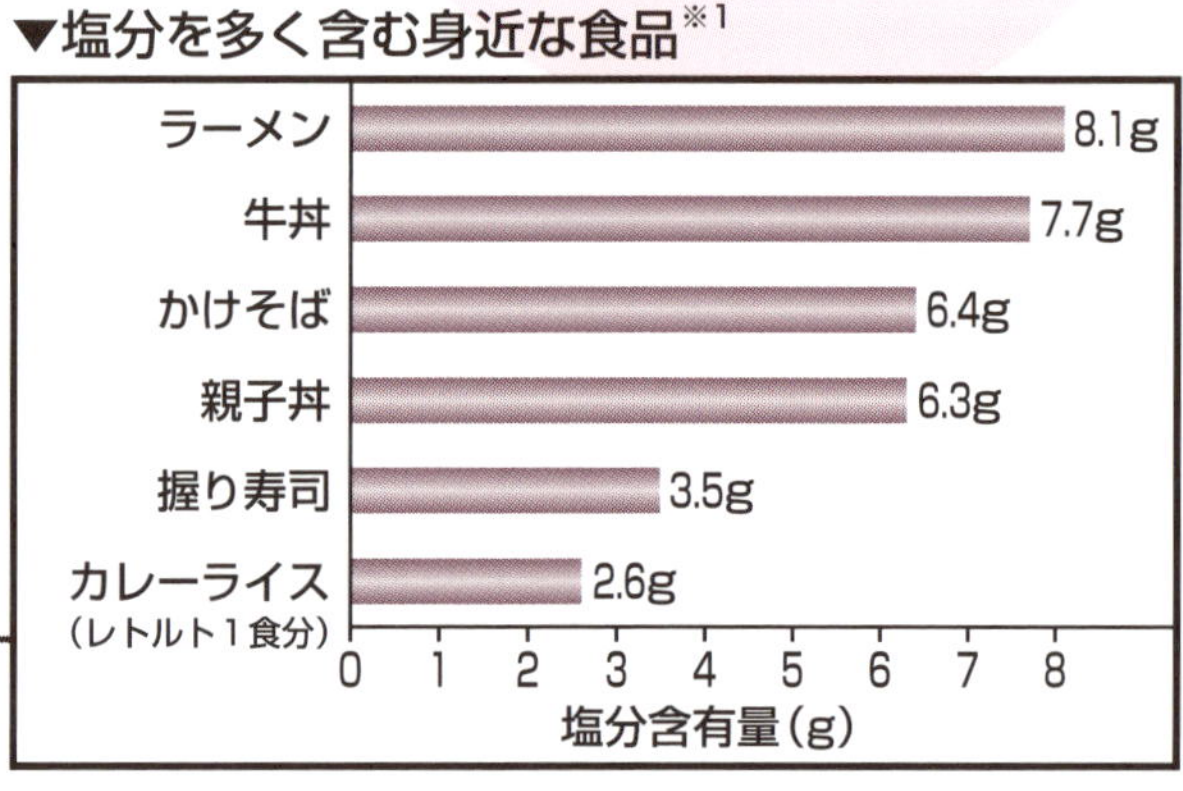

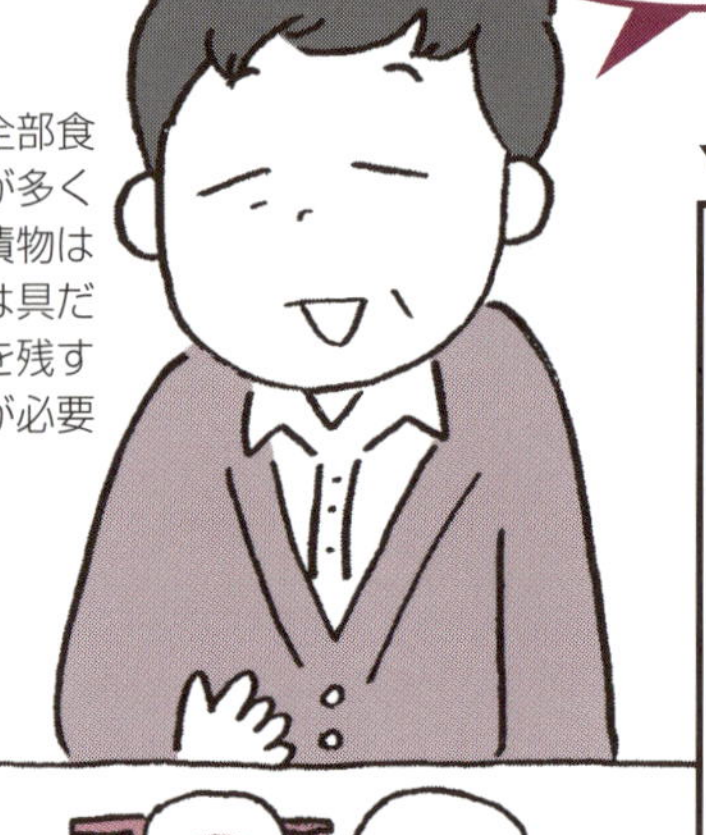

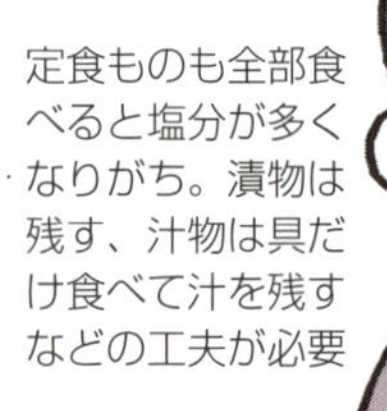

定食ものも全部食べると塩分が多くなりがち。漬物は残す、汁物は具だけ食べて汁を残すなどの工夫が必要

主食はごはんを中心に

白米でも玄米でも、ごはんなら塩分ゼロ。
その他の主食の多くは塩分を含んでいるため、
おかずでの減塩がより厳しくなります。

▼主食の塩分含有量

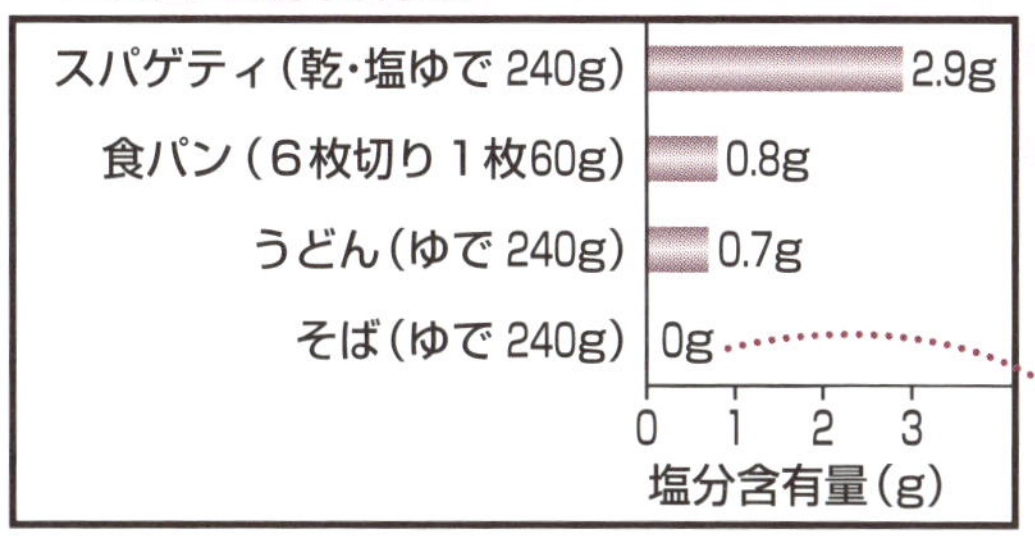

つゆが問題

そばそのものは塩分ゼロ。しかし、そばを食べるときに欠かせないつゆに塩分が多いので要注意（つけつゆで約 3.5g）。

汁物に注意

汁物は薄味に感じる程度でも
塩分濃度は 0.5% 程度。
たくさん飲めば、その分塩分
摂取量が増えてしまいます。
塩そのものを使わなくても、
化学調味料などを使うと
塩分濃度が上がります。

主菜は味つけがポイント

主菜の材料となる肉や魚は、生のものを
使う場合には味つけが塩分量を左右します。
調味料を減塩製品に変えたり、塩以外の
ものでうまみを引き出す工夫をしていきます
（→ 60 ページ）。

干物・塩魚は選び方しだい

いずれも塩分量は多めですが、種類によって多少異なります。　（可食部100g あたり）

多
- まいわし丸干し……3.8g
- 塩ざけ辛口……2.1g
- あじ開き干し……2.0g
- 塩さば……1.8g
- ししゃも……1.6g

少

調理には減塩製品を活用

使用量、食べる量は今までどおりに。増やしてしまえば減塩効果はありません。

●しょうゆ（大さじ1）
薄口…2.9g⇒濃口…2.6g⇒減塩…1.5g⇒だしわり…1.3g

●みそ（大さじ1）
赤辛みそ…2.3g⇒麦みそ…1.9g⇒甘みそ…1.1g（「減塩みそ」はメーカーによってさまざま。20～50%塩分量を減らしているものが多い）

（※1はカレーライスを除き、山縣邦弘編「コメディカルのためのCKD療養指導マニュアル」による。その他の塩分量は「日本食品標準成分表2015年版」による）

進行したら必要になること

たんぱく質、カリウム、リンのとり方に注意する

腎臓の働きが弱まり、濾過機能が低下してきたら、食事内容をさらに見直します。今までよりたんぱく質やカリウム、リンは少なめにしていかなければなりません。

たんぱく質は過不足なくとる

たんぱく質制限は、CKD ステージがG3 くらいまで進むと必要になってきます。ただし、むやみに減らすと筋肉がこわされてしまうことも。年齢とともに筋肉が減っていく傾向がありますので、減らしすぎも禁物です。

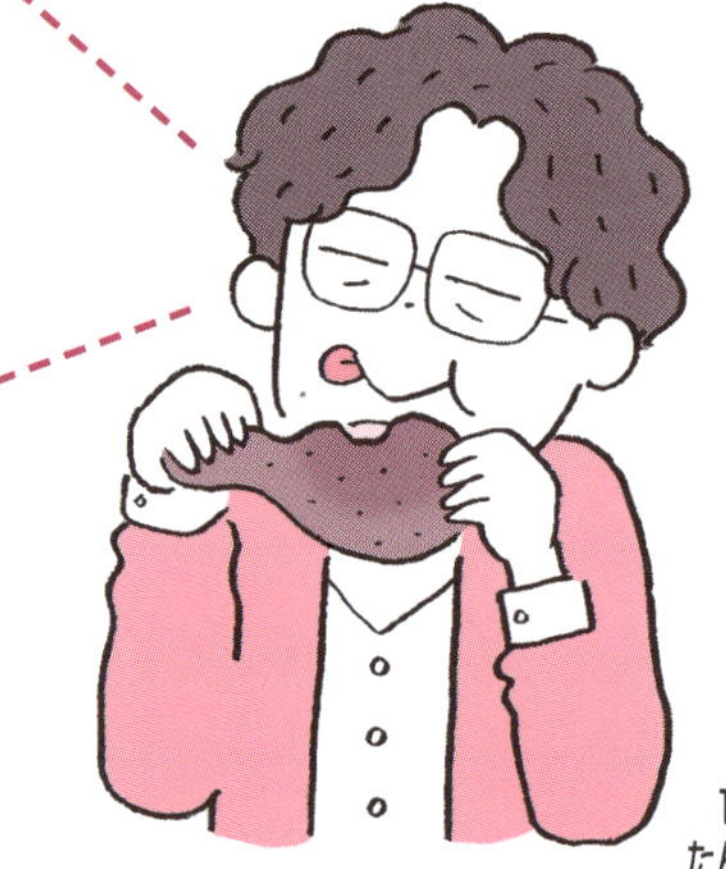

標準体重 □ kg × 0.6〜1.0 g/kg ＝ □ g（1日のたんぱく質摂取量）

腎機能の程度で目標値は変わる

ステージG3で体重1kg あたり0.8〜1.0 g、ステージG4以降で0.6〜0.8gを目標にします（透析治療開始後については5章参照）。

日本人のたんぱく質摂取量は1日平均70〜80g。体重60kgの人なら体重1kg あたり1.2g程度になりますので、少なくとも2〜3割は減らしていく必要があります。

少なすぎると体をつくる材料不足に

たんぱく質は筋肉や血管、血液など、体の組織をつくる大切な材料。摂取量を極端に減らすと組織が弱くなる

多すぎれば老廃物がそれだけ増える

たんぱく質が分解されてできる尿素、クレアチニン、尿酸などは、体にとっては不要な老廃物。たんぱく質をたくさんとれば、老廃物もそれだけ増える

腎臓に負担がかかる

たくさんの老廃物を取り除かなくてはならなくなり、フィルターの役目を果たす糸球体の膜などが故障しやすくなる

老廃物がたまって尿毒症に

腎障害が進んで濾過機能が働かなくなると、体中に老廃物がたまり、ひどくなれば尿毒症も

進行するとこんなことも

腎機能の低下が進んできたら、カリウムやリンの摂取も減らしていきます。貧血、カルシウム不足の解消は食事だけではむずかしく、状態によっては薬物療法が必要です。

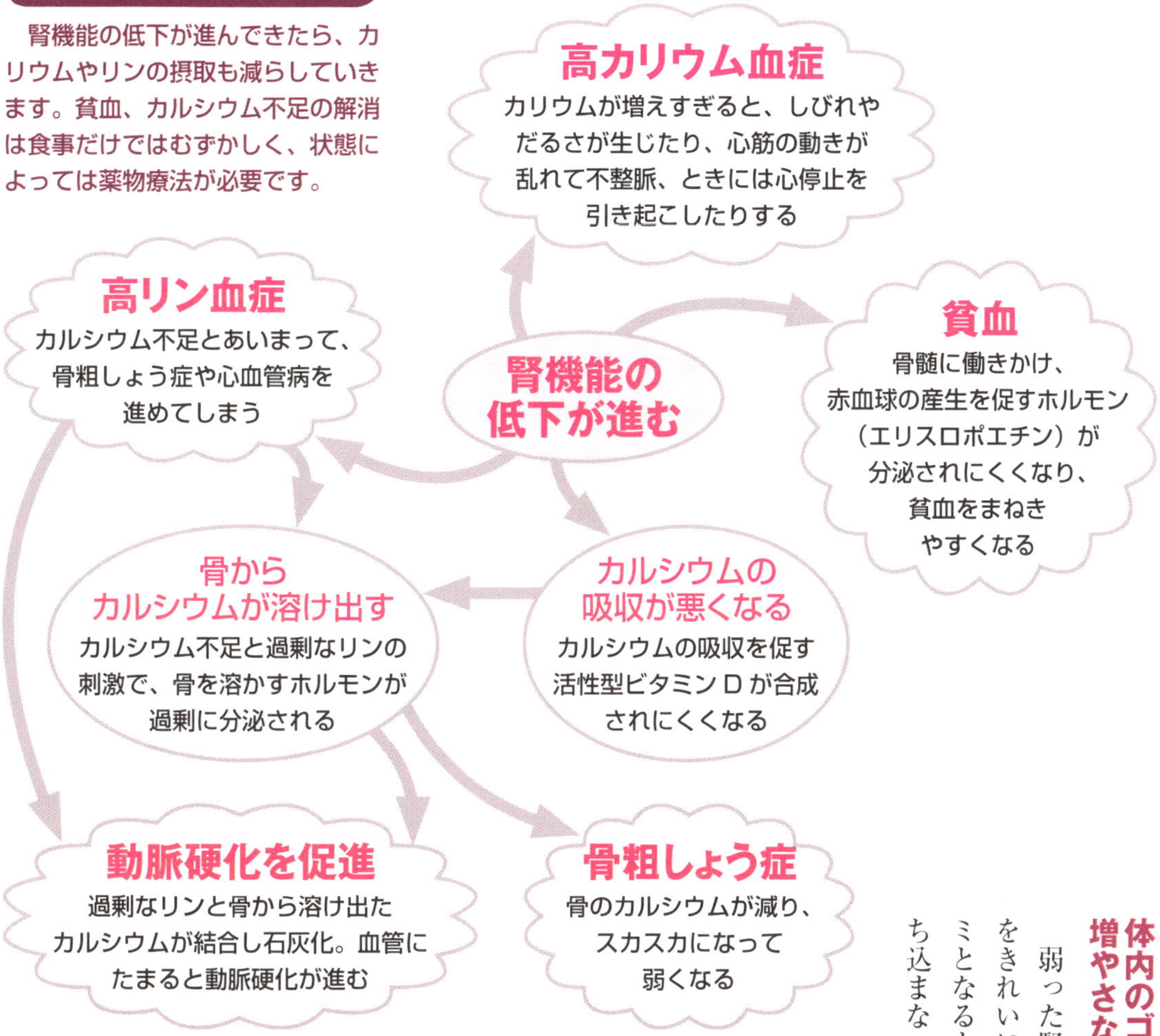

腎機能の低下が進む

高カリウム血症
カリウムが増えすぎると、しびれやだるさが生じたり、心筋の動きが乱れて不整脈、ときには心停止を引き起こしたりする

貧血
骨髄に働きかけ、赤血球の産生を促すホルモン（エリスロポエチン）が分泌されにくくなり、貧血をまねきやすくなる

高リン血症
カルシウム不足とあいまって、骨粗しょう症や心血管病を進めてしまう

カルシウムの吸収が悪くなる
カルシウムの吸収を促す活性型ビタミンDが合成されにくくなる

骨からカルシウムが溶け出す
カルシウム不足と過剰なリンの刺激で、骨を溶かすホルモンが過剰に分泌される

動脈硬化を促進
過剰なリンと骨から溶け出たカルシウムが結合し石灰化。血管にたまると動脈硬化が進む

骨粗しょう症
骨のカルシウムが減り、スカスカになって弱くなる

体内のゴミ、不用品を増やさないようにする

弱った腎臓では、なかなか血液をきれいにできません。そこでゴミとなるものはなるべく体内に持ち込まないようにします。

まず減らしたいのはたんぱく質です。たんぱく質は生きていくうえで欠かせない大切な栄養素ですが、ゴミとなる老廃物もたくさん生んでしまいます。カリウム、リンも体に必要なものとはいえ、増えすぎれば大半は不用品です。

体中がゴミや不用品であふれないように、入り口からセーブする必要があるわけです。

今日から実践！

たんぱく質を減らす食事法

どれくらいの
たんぱく質制限が必要かは、
腎臓の働きぐあいだけでなく年齢や
体格によっても変わってきます。
主治医、栄養士とよく相談し、
過不足がないように進めましょう。

さまざまな食品を少しずつ食べる

肉や魚、大豆だけでなく、
穀物、野菜などにも、たんぱく質は
含まれています。どんな食品にどれくらい
含まれているのか、まずはそこから
確認をしておきましょう。
たんぱく質を制限する際には、
体内で作り出すことのできない
必須アミノ酸が不足しないように
することも大切です。

たんぱく質はアミノ酸のかたまり

たんぱく質はさまざまな種類のアミノ酸がつながってできたもの。肉や魚などの動物性たんぱく質は、必須アミノ酸をバランスよく含んでいます。

▼主な食品のたんぱく質量（g）

精白米飯（1杯150g）	3.8
食パン（6枚切り1枚60g）	5.6
あじ（開き干し・可食部80g）	19.7
まぐろ（赤身60g/トロ60g）	15.8／12.1
たい（刺身60g）	12.4
牛肉（もも赤肉100g/もも脂身つき100g）	21.3／19.2
豚肉（ロース赤肉100g/ロース脂身つき100g）	22.7／19.3
鶏肉（もも皮なし100g/もも皮つき100g）	22.0／17.3
牛乳（コップ1杯200g）	6.6
鶏卵（1個60g）	7.4
納豆（1パック50g）	8.3
絹ごし豆腐（1/3丁100g）	4.9
ブロッコリー（ゆで60g）	2.1
ほうれん草（ゆで70g）	1.8

（「日本食品標準成分表2015年版」による）

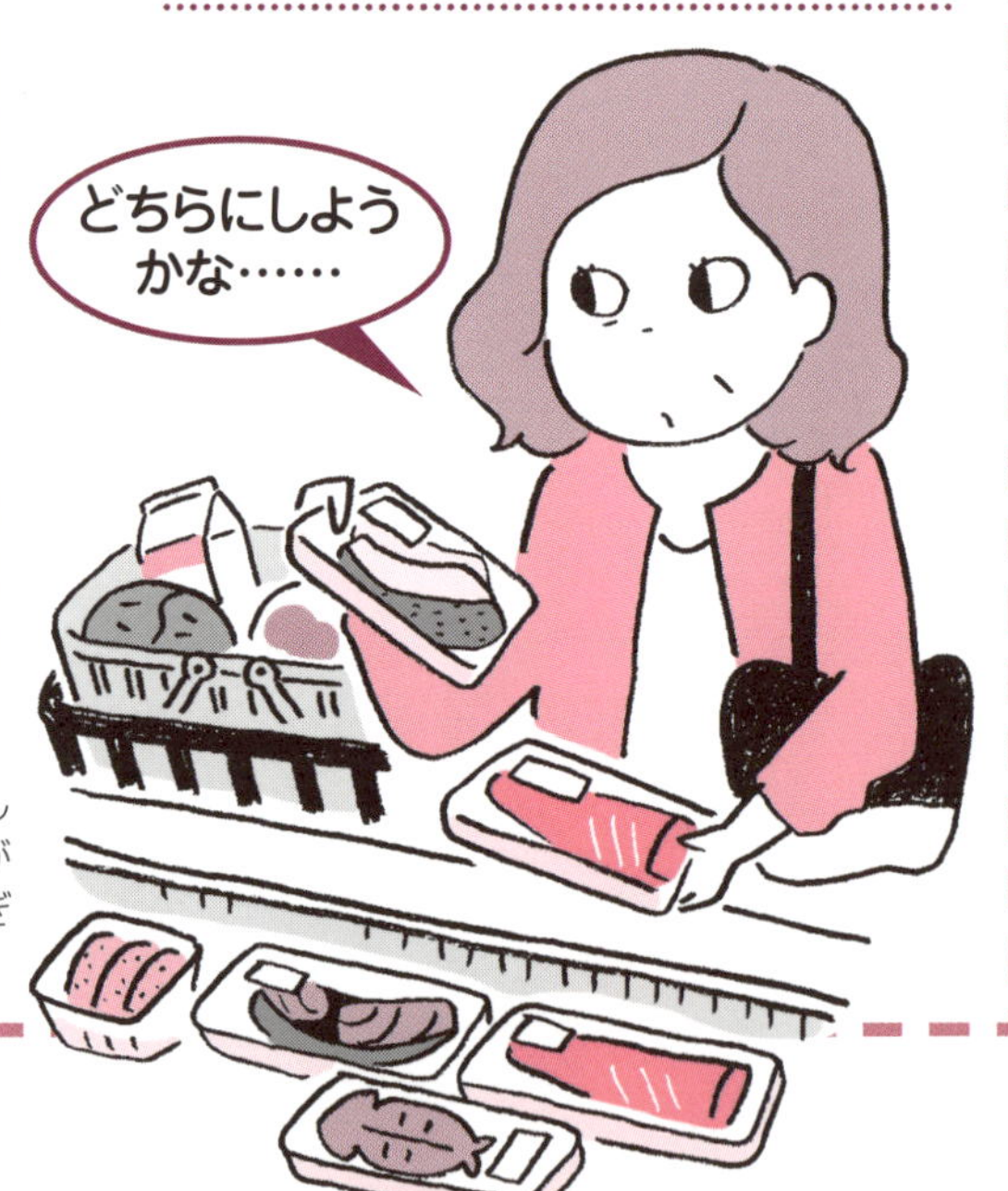

赤肉より脂身つきの肉、鶏肉は皮なしより皮つき、まぐろは赤身よりトロが低たんぱくで高エネルギー。食べすぎにならない程度に活用するとよい

▼低たんぱくでも
エネルギー量を保つ工夫

●魚や肉は、網焼きではなくフライパンに油をひいて焼くか、衣をつけて揚げる
●パンは無塩バターやジャム、はちみつなどをつけて食べる
●ごはんは、ごま油や無塩バターで炒める
●おやつに甘いものをとる。ただし、あんこ、チョコレート、ケーキなどはたんぱく質も少なくないので、成分調整されたエネルギー補給食品を利用するとよい

エネルギー補給食品とは?

たんぱく質や塩分、カリウムなどはゼロ、またはわずかしか含まず、効率的にエネルギー量を増やせるように調整された食品。ゼリータイプのもの、ビスケットやクッキー、チョコレートなど、さまざまな種類の食品があります。

体重が減りすぎるようならエネルギー量を増やす工夫を

たんぱく質を制限するために肉や魚などの量を減らすと、エネルギー不足が生じるおそれがあります。不足を補うために筋肉のたんぱく質が使われていくと、筋肉量が減って体力が低下したり、こわれた筋肉細胞から大量のカリウムが血液中に流れ出し、高カリウム血症をまねくもとになったりすることもあります。もともとやせ型の人の体重が減っていくようなら摂取エネルギーを増やすことも必要です。

エネルギー不足は、糖質と脂質を増やして補うのが基本

たんぱく質調整食品の利用もひとつの方法

たんぱく質を減らすには、主食のごはんやパン、めん類を低たんぱくのものに変えるのもひとつの方法です。腎臓病の人向けに、たんぱく質を減らしたさまざまなたんぱく質調整食品が販売されています。

おかずが少し増やせる?

主食から得ているたんぱく質量は、1日平均で15g程度。たんぱく質調整食品にすれば、その分、肉や魚など良質のたんぱく源を増やせます。

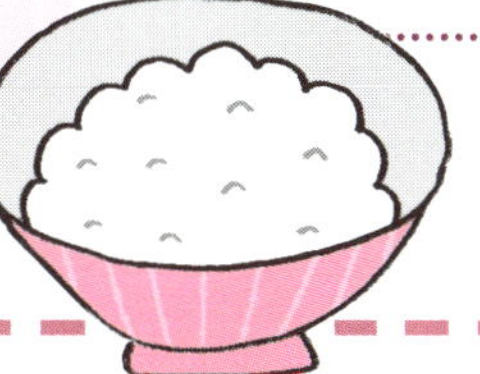

今日から実践！

カリウムを減らす食事法

高カリウム血症がみられる場合には
１日 1500mg 以下に制限します。
個々の食品の含有量を計算しながら
食べるのはたいへんですので、
調理法、食品選びを
工夫しましょう。

野菜はゆでる、切ってさらす

カリウムは生の食品に多く含まれていますが、水に溶ける性質があります。野菜やいも類は、細かく切って水にさらしたり、ゆでこぼしたりすれば摂取量を減らせます。

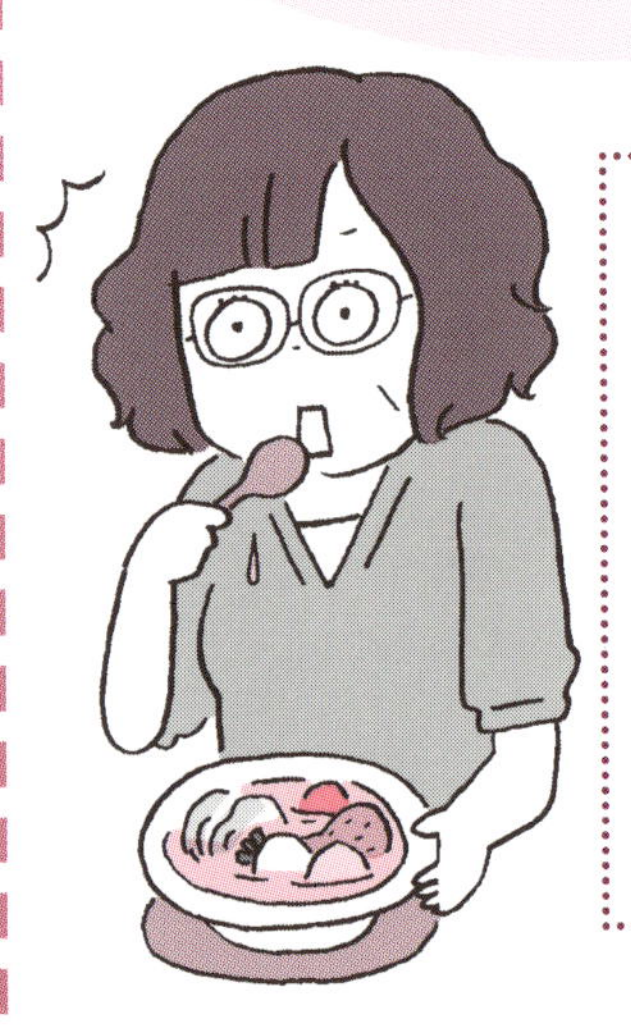

野菜スープは作り方、食べ方を工夫

野菜を煮込んだスープには野菜から溶け出したカリウムが豊富。一度ゆでた野菜をコンソメスープに入れるか、具の野菜だけを食べてスープは飲まないようにしましょう。

肉や魚も下ゆでするとよい

肉も魚もカリウムが豊富です。
肉は調理前に一度ゆでこぼしましょう。
魚も煮たり焼いたりする前に
ゆでこぼせばカリウムを減らせます。
刺身で食べたければ、その日は
果物はとらないようにする
など調整を。

▼主な食品のカリウム含有量（mg）

さつまいも（蒸し 100g）	480
ほうれん草（ゆで 70g）	340
トマト（100g）	210
豚ロース（焼き100g）	400
豚ロース（ゆで100g）	180
あじ（刺身60g）	220
バナナ（1本100g）	360
すいか（1切れ200g）	240
ピーナッツ（20g）	150
もも缶詰（1切れ60g）	48

果物に注意する

果物は生で食べることが多く、
カリウム制限が必要な人にとっては要注意の
食品です。「利尿作用があるから腎臓によい」
などといわれるすいかも、カリウム制限が
ある人にとっては危険な毒に
なってしまいます。

今日から実践！
リンを減らす食事法

リンの制限が必要な人は、
たんぱく質制限を守ったうえで
リンを多く含む食品や食品添加物が
多い加工食品を控えます。ただ、
リンだけを減らすことはむずかしく、
薬の服用が必要になる
こともあります。

たんぱく質制限を確実に実行する

リンを比較的多く含むのは、
肉や魚などのたんぱく源です。
たんぱく制限を守れば、自然とリンの
摂取量も減らせます。

▼リンを多く含む食品（mg）

まいわし丸干し（1尾40g）	230
ししゃも（2尾30g）	160
牛乳（200g）	190
プロセスチーズ（20g）	150

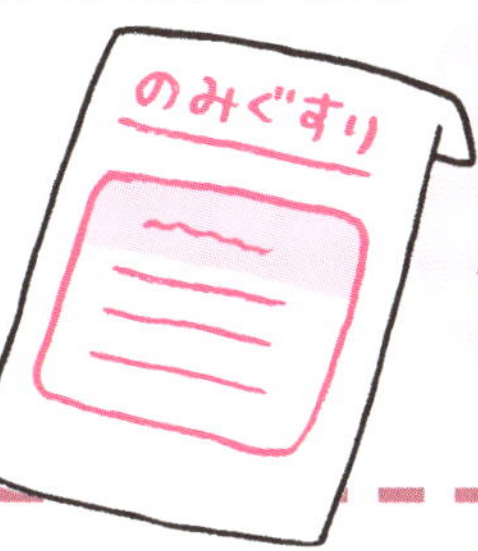

腎機能の低下とともにカルシウムの吸収も悪くなるため、カルシウム剤を飲むだけでは効果が薄い。医師の処方を受けたほうがよい

添加物として使用されていることも

加工食品やインスタント食品、
レトルト食品、ファストフードなどには、
保存性をよくするための食品添加物として
リン酸塩が広く使われています。
利用は控えめに。

カルシウム不足に注意する

リンが比較的多い食品は、
小魚や乳製品など、カルシウムを
多く含む食品とも重なります。
リンの制限でカルシウムが
不足するようなら薬物療法も
必要になります。

(カリウム、リンの含有量は「日本食品標準成分表2015年版」による)

詳しい含有量を確認できる「食品成分表」

個々の食品に含まれる塩分やたんぱく質、カリウムやリンの量を正確に知りたいというときには、「食品成分表」で確認してみましょう。

腎臓病の人向けに編集された栄養成分を示す書籍も数多く市販されていますが、そのもとになっている「日本食品標準成分表」は、最新の二〇二〇年版（八訂）が文部科学省のホームページで公開されています。

食事療法を続けるコツ

挫折しやすい三つの点への対応が鍵になる

「どうすればよいか」はわかっていても、毎日の食事で実践することはむずかしいと感じていませんか？ 食事療法を続けるためには、ちょっとした工夫も必要です。

食事療法を阻む3つの壁

食事療法が続かない理由は主に３つ。３つの障壁のどこかで、乗り越えられなくなってしまう人が多いようです。

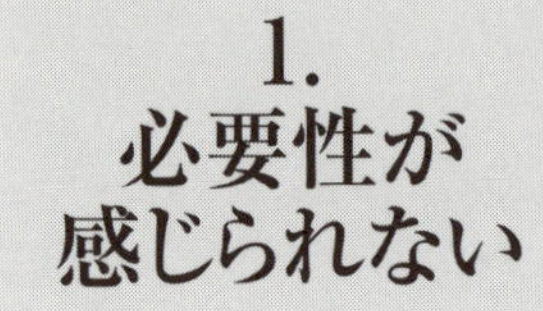

もともと症状がないまま始めることが多いため、改善効果を実感しにくい

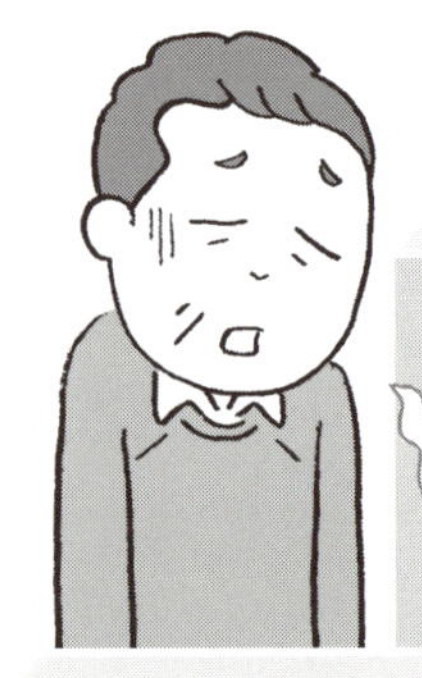

2.
作れない

料理経験がなかったり、家族一人だけのために特別の食事を用意しにくかったりする

3.
口に合わない

薄味に慣れない。物足りない

薄味でもおいしく食べるちょっとした工夫

塩分を１日６g 未満に抑えようとすると、初めは物足りなさを覚えるもの。しかし、続けるうちに慣れていきます。そのうち素材そのもののうまみを楽しめるようにもなっていくでしょう。

市販の顆粒だしではなく、かつおぶし、こんぶ、いりこなどの素材からだしをとれば塩分控えめ、うまみアップ

しょうゆ、ソースなどは直接かけず、小皿に出してちょっとつける

酢やレモンなどの酸味、わさびやしょうがなどの辛味はアクセントになる

腎臓病の人向けのレシピ集は多数販売されている。参考にしよう

完璧でなくても意味はある

食事療法は、毎日きちんと続けてこそ意味があるもの。とはいえ、ふだんの生活のなかで正確な栄養計算に基づく献立を考え、調理までしっかりおこなえる患者さんは多くはありません。

「完璧にできなければ意味がない」と考えてあきらめてしまうくらいなら、できることから取り組んでいくほうがずっとよいのです。

少しずつでもこれまでの食習慣を改め、腎臓にやさしい新たな食習慣を実践していくことが大切です。

壁を乗り越えるヒント

全部自分で完璧に、とがんばりすぎなくても大丈夫。できることから始めましょう。

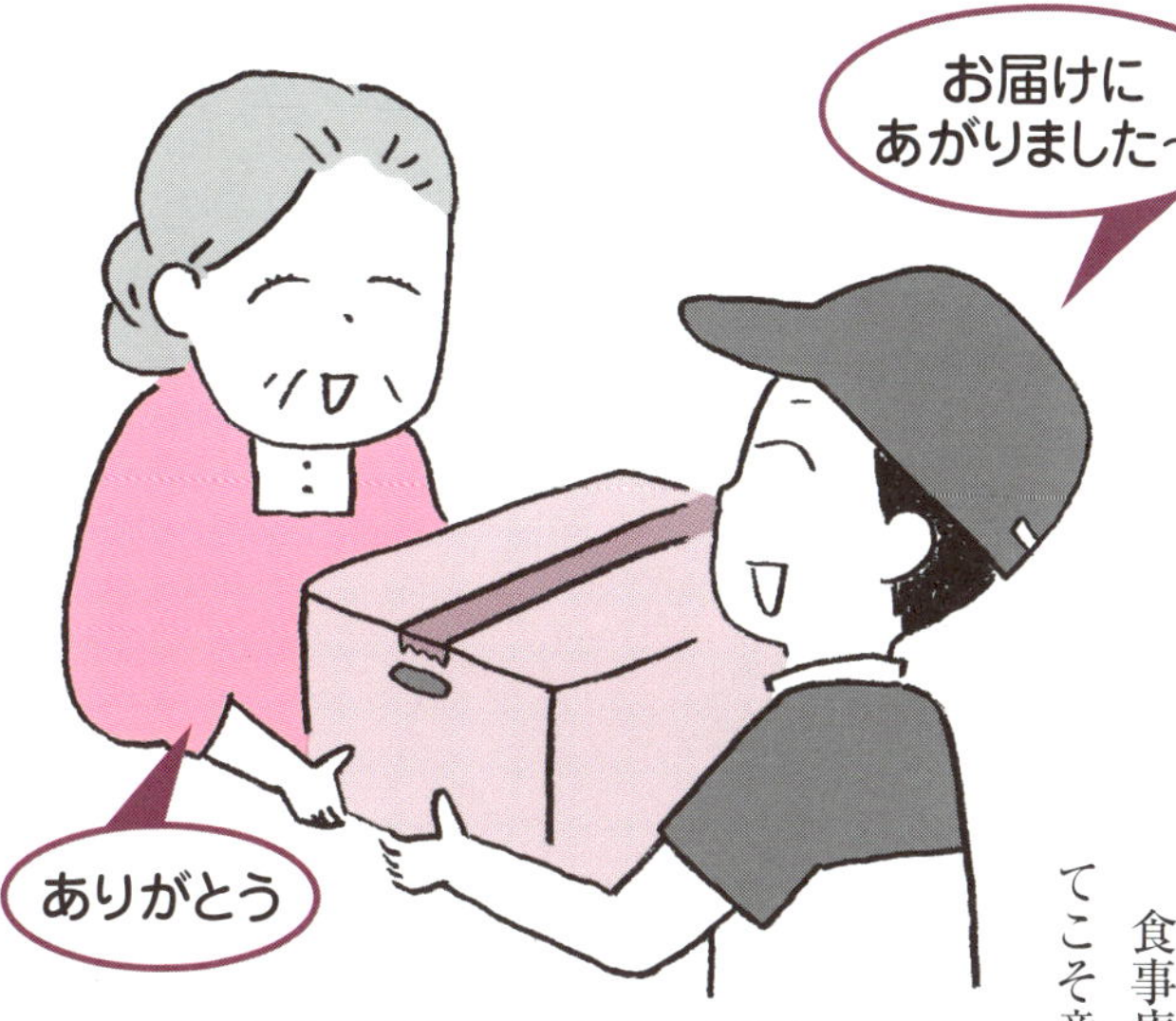

記録を楽しむ

成果を実感しにくく張り合いがないという人は、血圧や体重の記録とともに、毎日の食事内容を記録してみるのもよいでしょう。スマートフォンなどを利用して写真にとり、日記風にまとめてみるのもよいかもしれません。

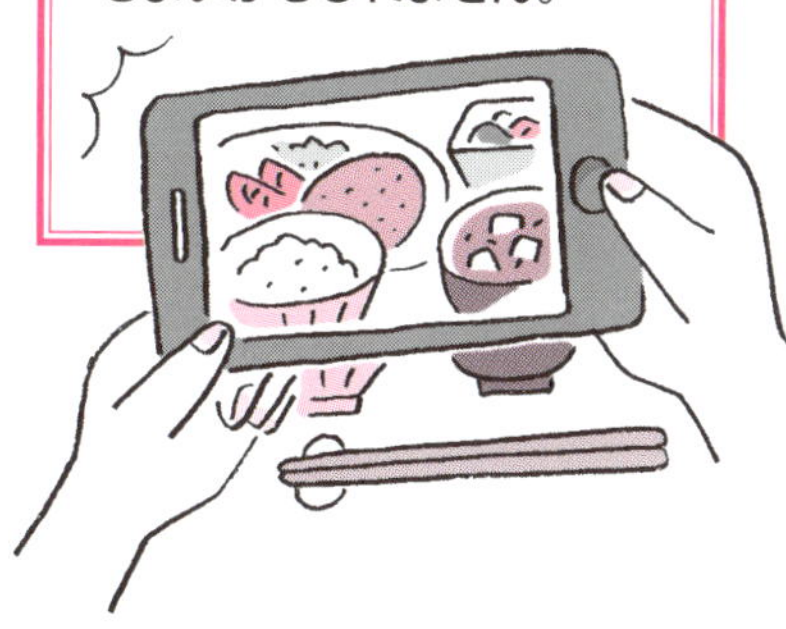

宅配食を利用する

単身で暮らす高齢者などが増えていることもあり、宅配サービスが普及してきています。腎臓病の人向けの食事も多くの業者で取り扱っています。1日何食分とるか自由に選べますし、冷蔵品か冷凍品かを選べる場合もあります。

おいしく食べられる工夫をこらした献立も多いので、自炊がむずかしければ活用するとよいでしょう。

数日分で帳尻を合わせる

「食べ過ぎてしまった」という日があっても、そこであきらめないでください。たとえば会食などが続いて体重が増えても、それから数日、食事を控えめにすればもとに戻るもの。「数日間でトータルが合えばよい」というくらいのつもりで取り組むほうが長く続けやすいでしょう。

運動療法の基本

安静がよいとはかぎらない。適度な運動は必要

腎臓病なら安静が必要、というイメージが強いかもしれません。けれど、慢性腎臓病の場合、多くの人が必要としているのは安静ではなく、運動不足の解消です。

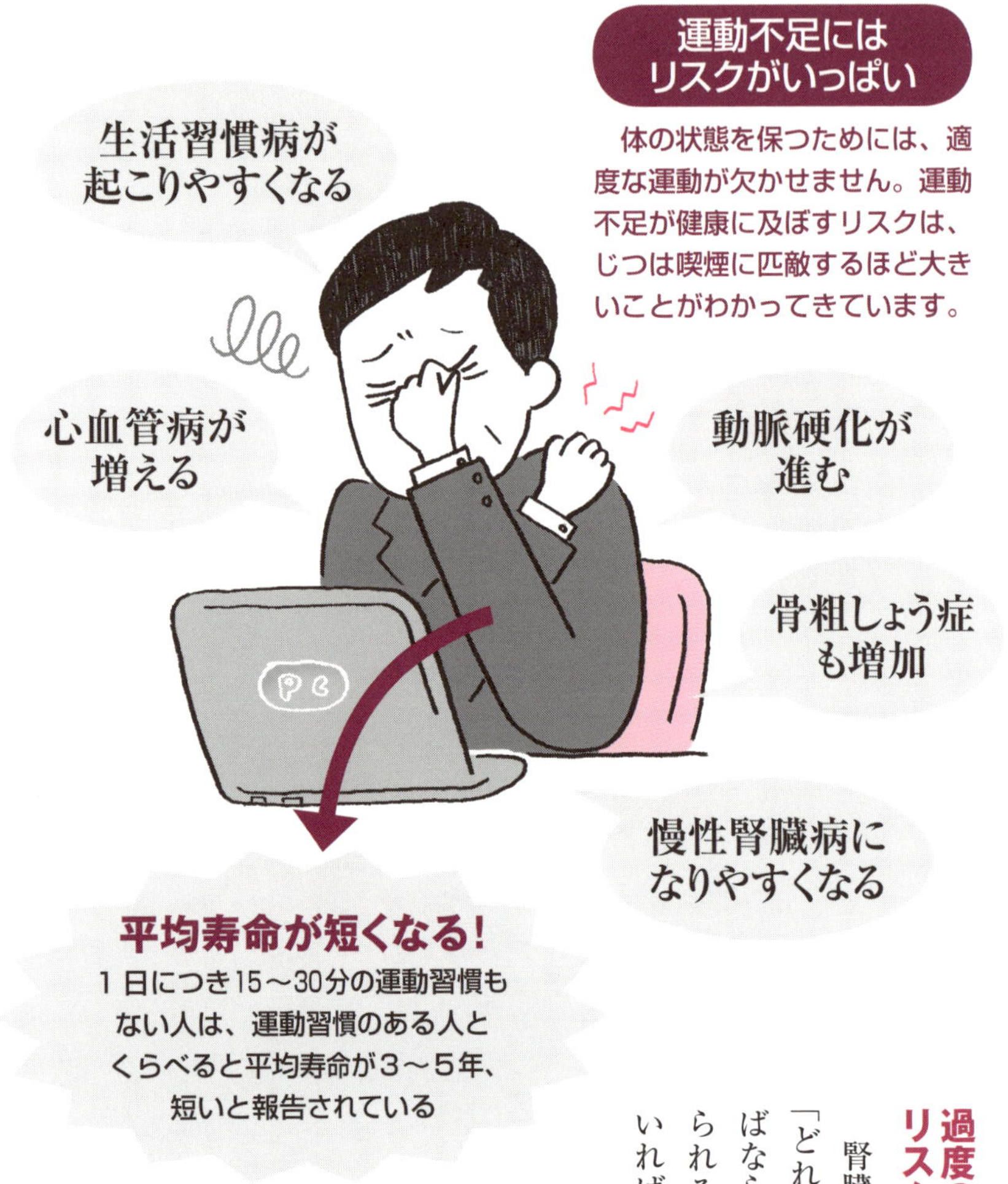

運動不足にはリスクがいっぱい

体の状態を保つためには、適度な運動が欠かせません。運動不足が健康に及ぼすリスクは、じつは喫煙に匹敵するほど大きいことがわかってきています。

生活習慣病が起こりやすくなる

心血管病が増える

動脈硬化が進む

骨粗しょう症も増加

慢性腎臓病になりやすくなる

平均寿命が短くなる!

1日につき15～30分の運動習慣もない人は、運動習慣のある人とくらべると平均寿命が3～5年、短いと報告されている

過度の運動制限はリスクばかり

腎臓病の患者さんについては、「どれくらい活動を制限しなければならないか」という視点から語られることが多く、「安静にしていれば腎機能の低下を防げるだろう」と考える人も少なくないようです。

しかし、過度の運動制限は血管の老化を進めますし、高齢になればなるほど骨や筋肉を弱らせ、生活に支障をきたすほどの体力低下を起こしやすくもします。

筋肉は使えば増え、使わなければ減っていくものです。丸一日、横たわ

運動することへの不安を解消しよう

運動することで腎臓の負担が増すのではないかと不安に思うかもしれませんが、心配は無用です。日常生活のなかで続けられるような運動で、腎臓に悪影響が及ぶようなことはありません。

進行しても、透析治療を始めても運動は効果がある

数々の研究で、腎機能の低下がどんなに進行しても、適度な運動を定期的に続けることで腎臓の状態がさらに悪くなることはないと報告されています。

透析治療が必要になるほどの患者さんでも、運動によって筋肉の減少が抑制され、体重減少や低栄養が改善されたという報告もあるほどです。

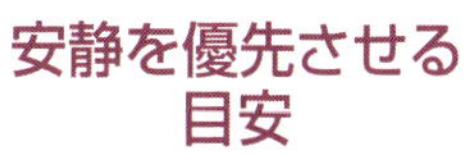

安静を優先させる目安

腎炎など、もとになっている病気の活動性が高まっていると考えられる場合には、安静を心がけ、薬物療法を中心にした治療で病気を落ち着かせる必要があります。

- 血圧のコントロールが悪く、高血圧が続いている
- むくみがひどくなっている
- 見てわかるような血尿が続いている

など

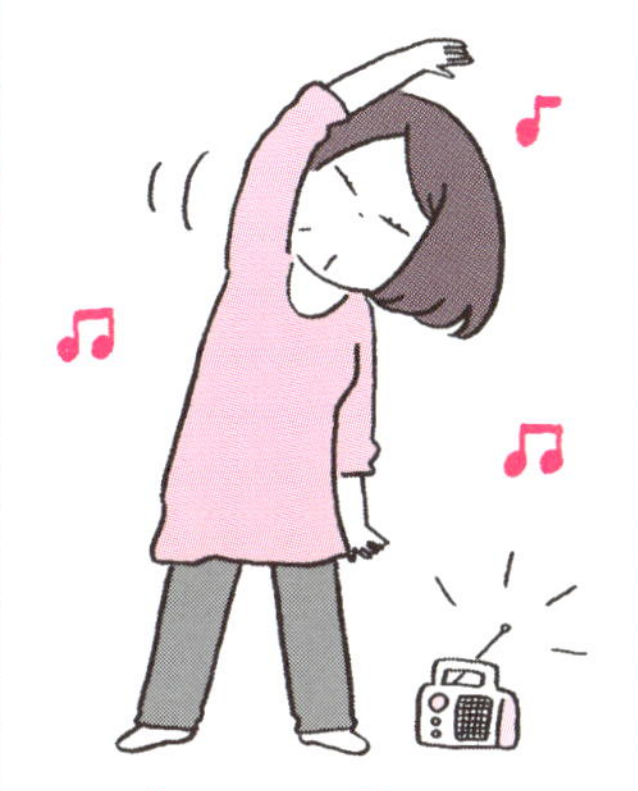

疲れやすさは筋力低下の影響も大きい

「体を動かすとすぐに疲れるのは、腎臓の働きが悪いせいだ」と思っているかもしれませんが、じつは過度の安静で筋肉や骨が弱くなっている影響のほうが深刻です。

30歳を超えると、放っておけば筋肉の量や筋力は1年で約1％ずつ減少していきます。筋肉の減少を防いで「動ける体」を保つためには、適度な運動が必要です。

しっかり休息をとることも大切

過度の安静は避けたほうがよいということと、休息をとるのは別のことです。翌朝まで疲れを持ち越さないように、きちんと睡眠をとるようにしましょう。

横になって寝ていると腎臓の血流はよくなり、血液浄化を順調に進めやすくなります。

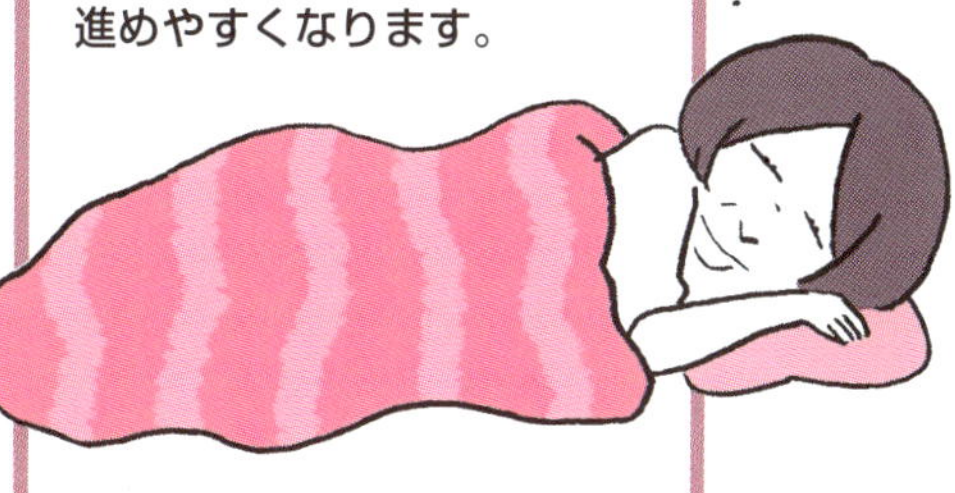

ったまま動かないで安静にしていると、それだけで筋肉量や筋力は二％減少するといわれています。各自の状態に合わせ、適度な運動を続けていくことが大切です。

運動量のめやす

軽く汗ばみ爽快感を味わえるくらいがベスト

どんな運動が「適度」といえるかは人によって違います。一人ひとりの運動能力は異なります。それぞれが、さほど無理なくできる運動を続けることが大切です。

爽快感があれば長く続けやすい

体力を維持し、腎臓に負担がかからない運動量は一人ひとり違います。まずは無理なく取り組める範囲でできる運動から始めていきましょう。体を動かすことで爽快感が味わえれば、続ける意欲にもつながります。

長く続けるうちに、同じ運動が以前より楽々こなせるようになったと感じれば、運動能力が上がってきた証拠です。新しいことに挑戦してみるのもよいでしょう。

無理のない範囲で十分に効果的

同じような運動でも、楽にこなせる人もいればきつく感じる人もいます。どのくらいの運動が自分にとって「適度」なのかは、自分の感覚で判断していくとよいでしょう。

ヘトヘトになるほどの運動は必要ない

体力の維持をはかるための運動は、無理なくできる程度で十分です。少し強めの運動をしたあとは、たんぱく尿が増えたり、血清クレアチニンの数値が上がったりすることがありますが、一時的なものであることが大半です。

週3回程度、定期的に続ける

運動療法の効果を得るには、1日30分程度の運動を定期的に、長い期間、続けていくことが大切です。毎日でなくてもかまいません。週に3回程度は意識的に体を動かしていきましょう。

自分の運動能力の40〜60％程度でできる運動ならCKDステージG４以降でもできる

個人差が大きいので主治医にも確認しておく

CKDステージG３以前なら70％くらいまで取り組んでもよい

自覚的運動強度の目安

「運動をしているときに自分自身が感じること」を基準に、一人ひとりの状態に応じた運動の強さを決めるのが自覚的運動強度の考え方です。

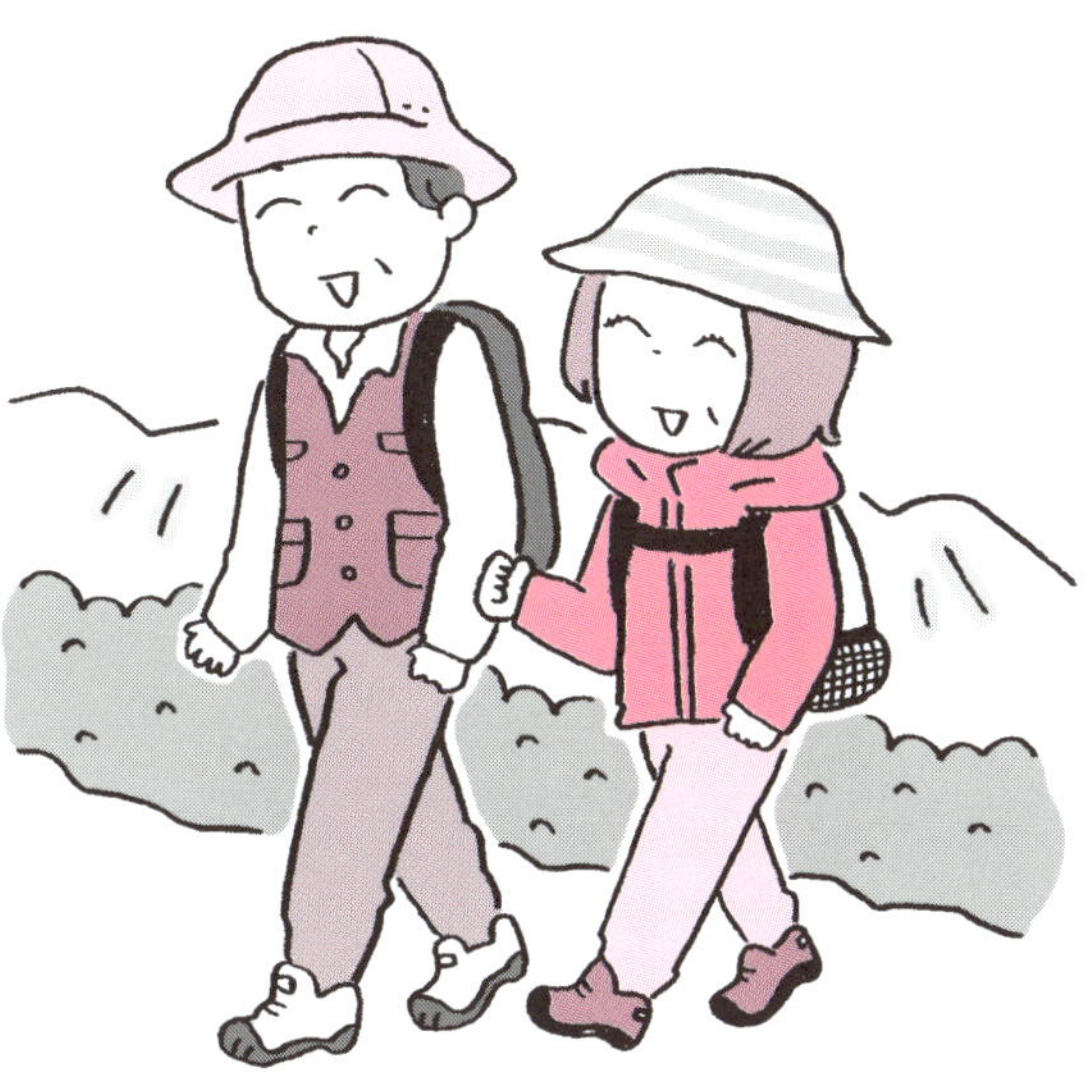

体を動かしながら、会話を楽しめるくらいの強さの運動がちょうどよい

運動強度

- 20　座っている状態
- 30　とても楽
- 40～50　楽々できて気持ちいいけれど、少し物足りない
- 50～60　汗ばんできてもまだ楽。まだ物足りない
- 60～70　汗をかきながらでも休みたくはならない。いつまでも続けられそう
- 70～80　汗がびっしょり。どこまで続けられるかちょっと不安
- 80　きつくて続かない。もうやめたい
- 90　非常にきつくて、息が詰まりそう
- 100(%)　もうダメ。無理！

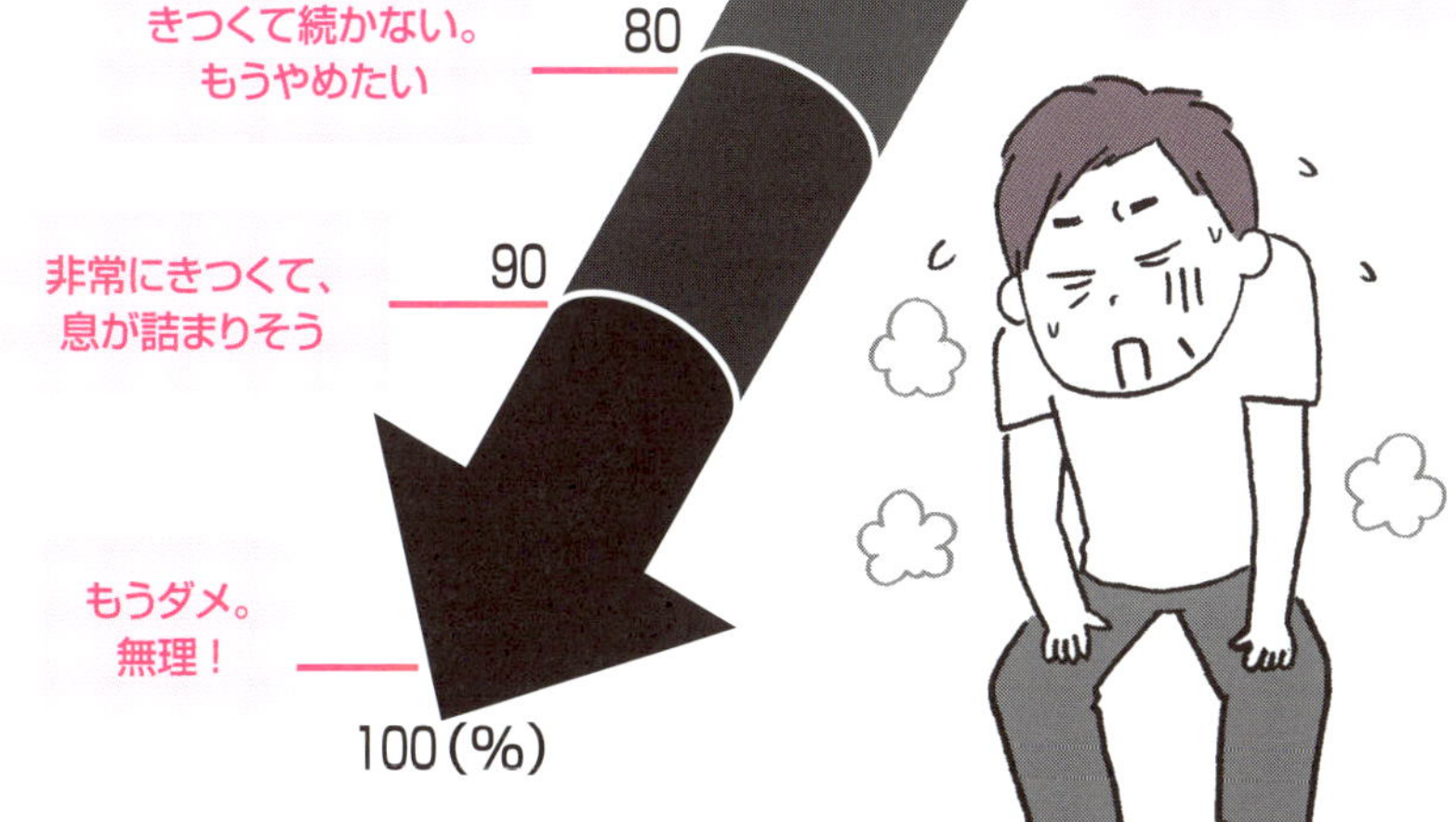

過激な運動は、脱水や血圧の急上昇をまねくおそれがあり危険。まれに、筋肉がこわれて腎機能を急激に低下させてしまうこともある(横紋筋融解症)

運動療法を続けるコツ

スポーツでなくてもよい。楽しく取り組めることを探す

「運動する！」と決意して走り始めたけれど、ひと月も続かなかったなどということはありませんか？　継続するには、楽しくできるかどうかという気持ちも重要です。

できそうなことから始めてみよう

運動療法といっても、なにか特別なプログラムが必要というわけではありません。生活の中で体を動かす機会を増やしていけばよいのです。

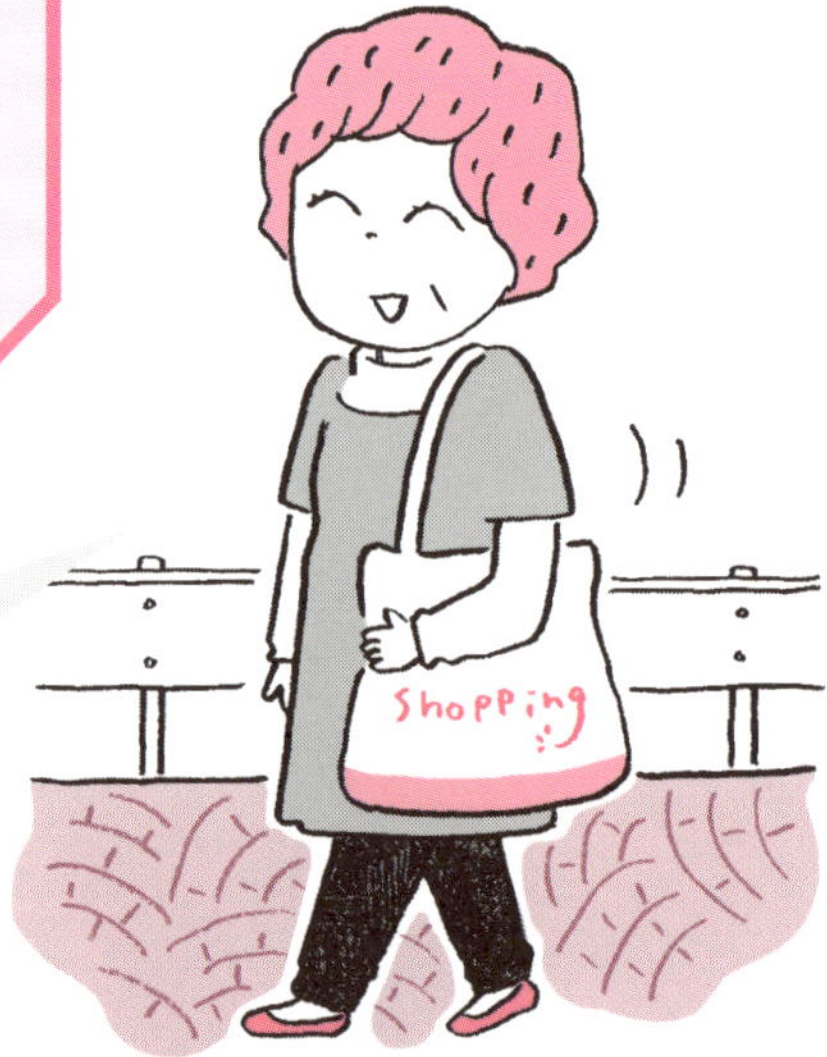

「歩いて行くところ」を増やす

いつもは乗りものを利用しているところに、歩いて行くだけでも立派な運動です。

目的地に行くときだけ、あるいは帰るときだけ歩く、歩いた分のバス代、ガソリン代を小銭で貯めておくなど、自分なりのルールを決めると続けやすいかもしれません。

慣れてきたら歩くスピードを速めてみよう

歩き慣れ、自覚的運動強度が下がってきたら、少し速足で歩くようにしてみましょう。歩く距離を延ばさなくても、運動強度を維持できます。

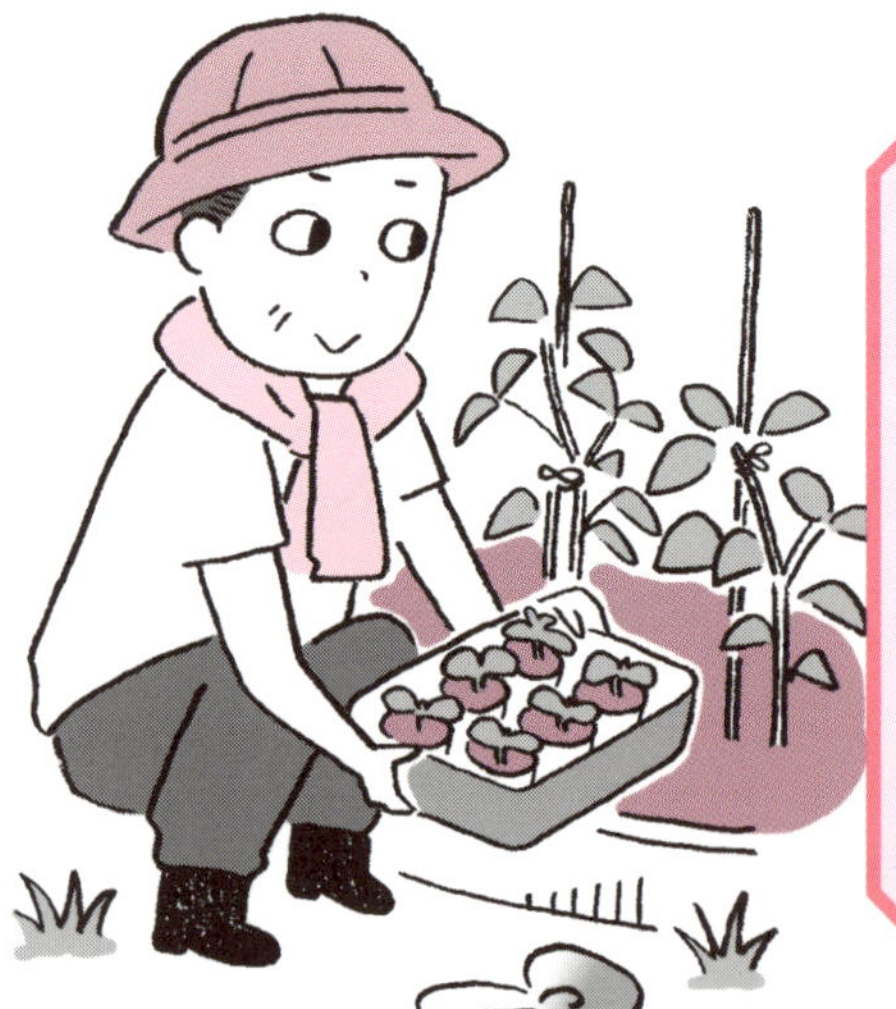

庭仕事を始めてみる

土づくり、植え替え、水やり、草むしりなど、庭仕事は、速足で歩いたり、ゆっくり泳いだりするのに匹敵するくらいの運動強度があります。

きちんと手入れを続ければ花や野菜は元気に育ち、怠れば育ちが悪く、枯れてしまったりもします。長く続ける動機も高まりやすいでしょう。

体を動かす趣味は続けていこう

もともと体を動かすことが好きで、よくスポーツをしていたという人もいるでしょう。趣味として続けているくらいのスポーツなら、慢性腎臓病と判明したからといって、それをやめる必要はありません。これからも続けていきましょう。

ただし、急性の腎臓病で体調が悪いなどという場合には、休むことも必要です。

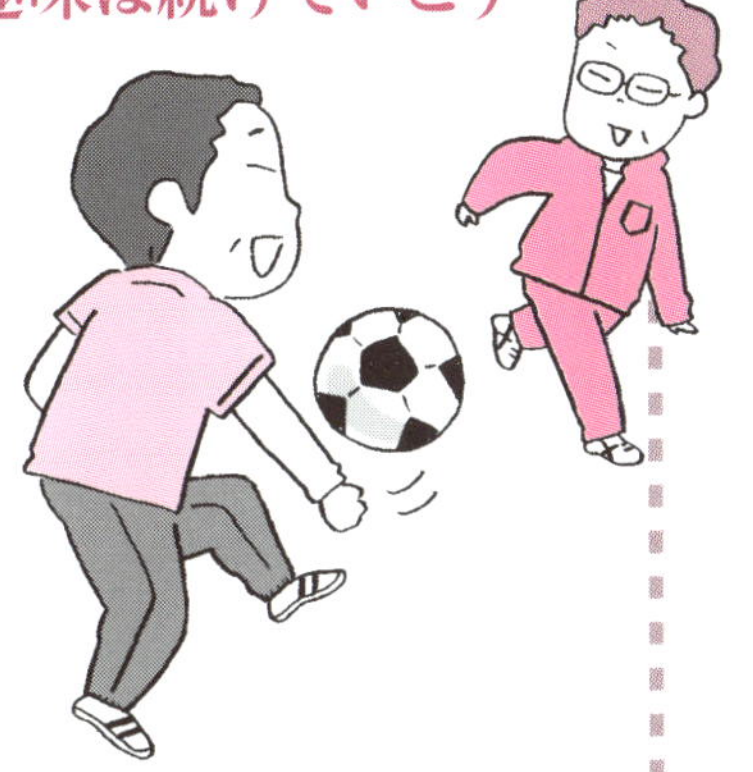

休みの日をゴロ寝で終わらせない

日曜大工、部屋の模様替え、拭き掃除など、家の中でも体を使う用事はたくさんあります。

また、買いものがあってもなくてもショッピング街に出向き、いろいろな売り場を見てまわれば、知らず知らずのうちに歩く時間を増やせます。

ラジオ、テレビ番組に合わせて体操する

ラジオ体操・テレビ体操は、放送、放映時間が決まっているので、毎日の習慣として取り組みやすいでしょう。

DVDや動画サイトを利用して体操するのでもよいのですが、「いつでもできる」と思うと、「今はしない」という選択肢にもつながりやすいのでご注意を。

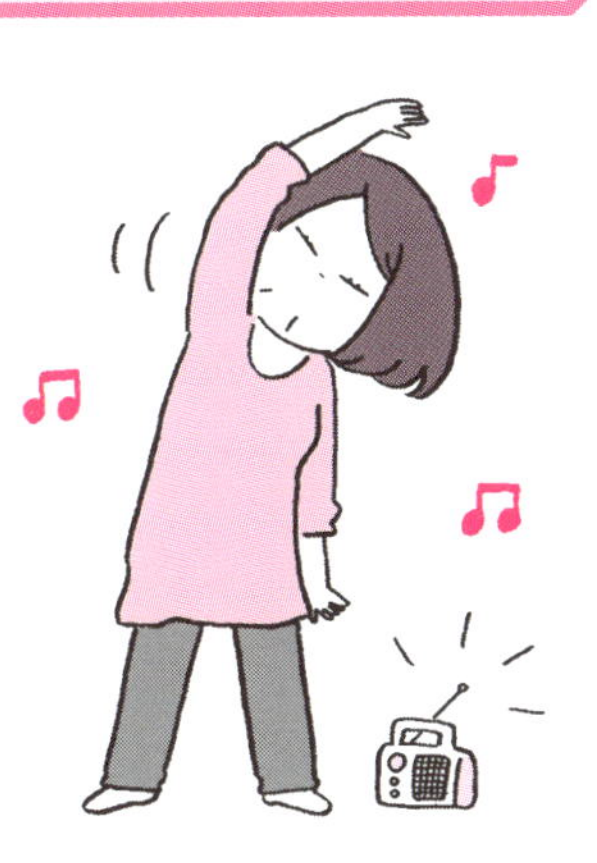

スポーツクラブの会員になる

水泳、自転車こぎ、筋力トレーニングなど、さまざまな運動に取り組みやすいうえ、「会費を無駄にするまい」という思いは継続の大きな力になるでしょう。

通ううちに顔見知りが増え、楽しみが広がっていくことも期待できます。

体を使うことはなんでもよい運動

定期的に運動しようと思っていても、「運動するためだけの運動」はおっくうになりがちです。「しなければならないもの」と考えるより、自分が楽しめることを探し、取り組んでいくほうが習慣化しやすいでしょう。

スポーツにかぎらず、体を使うことならなんでも運動になります。座ってばかりの生活を少しずつ変えていく……そんな心がけが大切です。

COLUMN

体を冷やさないように注意しよう

腎臓にも悪い、心血管病にも悪い

寒い、冷えたと感じたときには血管が収縮します。体の熱を逃がさないための自然なしくみですが、血管が収縮して血流が悪くなると、その分、腎臓での血液浄化が進みにくくなります。血圧が上昇し、腎臓を傷めやすくするだけでなく、心血管病を発症しやすくするおそれもあります。

寒い時期はもちろん、夏でも注意が必要です。冷房のきいた室内で過ごしている間に体が冷え、血流が悪化していることもあります。

衣類で調整
寒い時期にはしっかり防寒。暑い時期にも外出時は冷房対策用の上着などを用意して出かける

血行をよくする
体を動かしたり、ぬるめの湯に浸かったりして、血行改善につとめよう

急激な寒暖差に注意
室内と屋外の差だけでなく、冬場は家の中での寒暖差も大きくなりがち。とくに入浴時は血圧の急変動が起きやすいので要注意

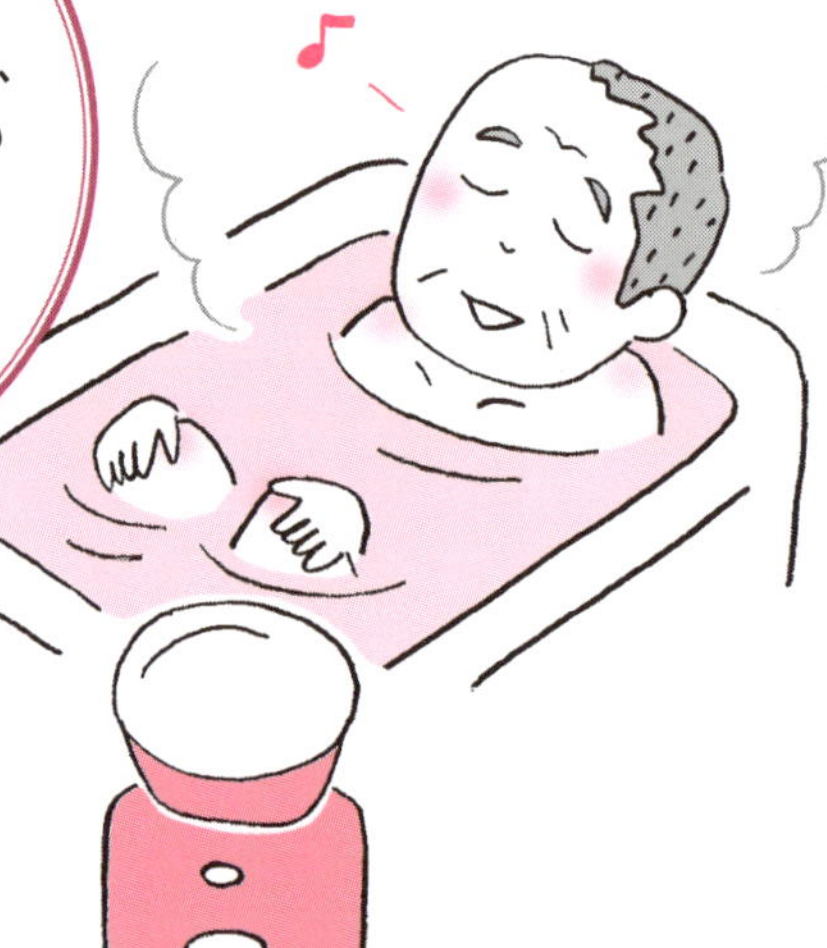

寒い時期は入浴前に脱衣所や風呂場を暖めておこう。湯温はぬるめに。熱すぎると交感神経が刺激され、血圧が急上昇しやすい

4

薬物療法で腎臓の働きを守る

腎機能の低下は、生活改善だけでは止められないことも。
その場合には、適切な薬を使い、腎臓の働きを守っていきます。
自分が服用する薬にどんな目的があるのか、
しっかり確認し、きちんと服用し続けることが大切です。

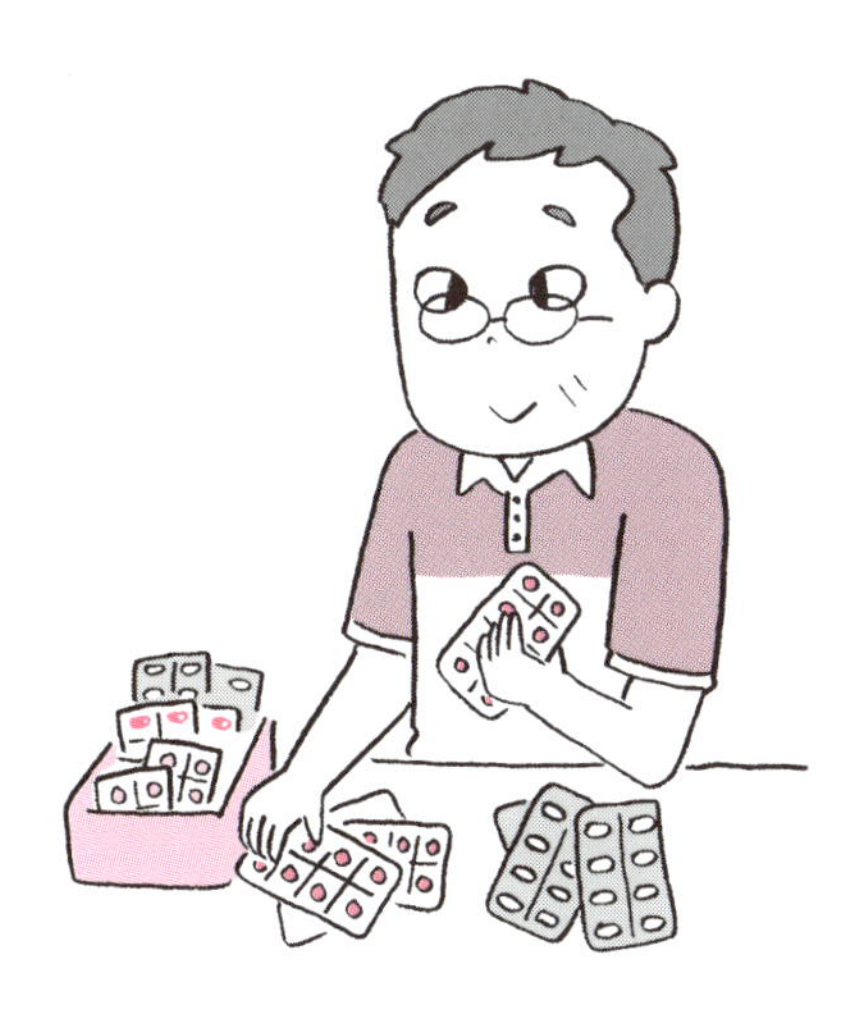

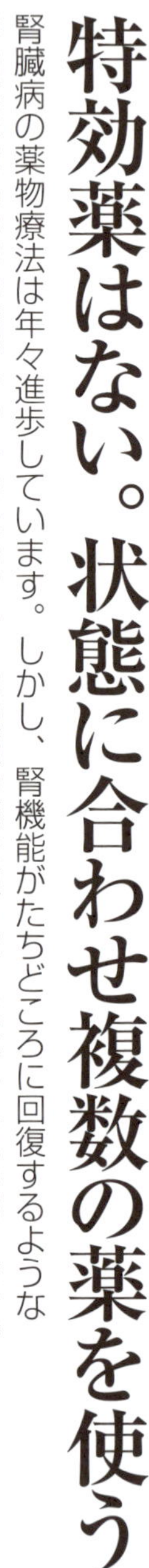

特効薬はない。状態に合わせ複数の薬を使う

腎臓病の薬物療法は年々進歩しています。しかし、腎機能がたちどころに回復するような特効薬はないのが実情です。そのため、多くの種類の薬を使うようになることもあります。

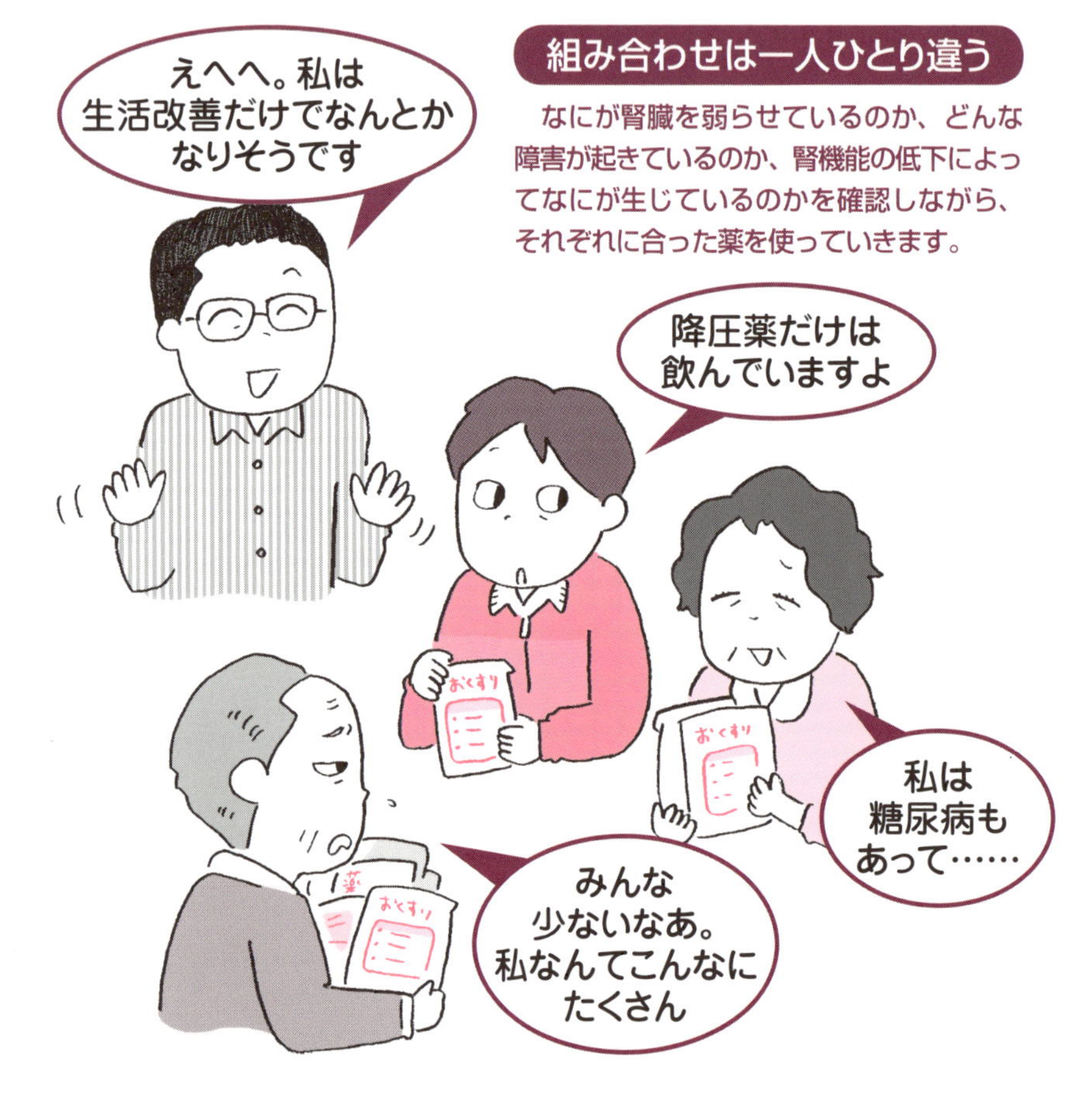

えへへ。私は生活改善だけでなんとかなりそうです
降圧薬だけは飲んでいますよ
私は糖尿病もあって……
みんな少ないなあ。私なんてこんなにたくさん

組み合わせは一人ひとり違う

なにが腎臓を弱らせているのか、どんな障害が起きているのか、腎機能の低下によってなにが生じているのかを確認しながら、それぞれに合った薬を使っていきます。

状態が変われば使う薬も変わっていく

急性の腎臓病は、多くの場合、入院が必要になります。原因を確認し、厳重な管理のもとで薬物療法を進めていくことになります。

一方、慢性腎臓病は、通常の生活を送りながら、腎機能の低下を防ぐことを目的に治療を進めるのが基本です。生活改善は自分自身で取り組まなければならないことですが、薬物療法も、患者さんは処方された薬を自分で管理し、服用することになります。

状態が変化すれば、使用する薬の種類や量は変わってきます。定期的に通院すること、処方された薬をきちんと使い続けることが大切です。

CKDステージ

G1

G2

G3

G4

G5

よく用いられる治療薬のタイプ

食事療法と同様に、薬物療法で用いられる薬も、腎臓を弱らせる原因や腎臓の働きぐあいによって違います。慢性腎臓病の場合、進行すればするほど、必要な薬の種類も増えていきます。

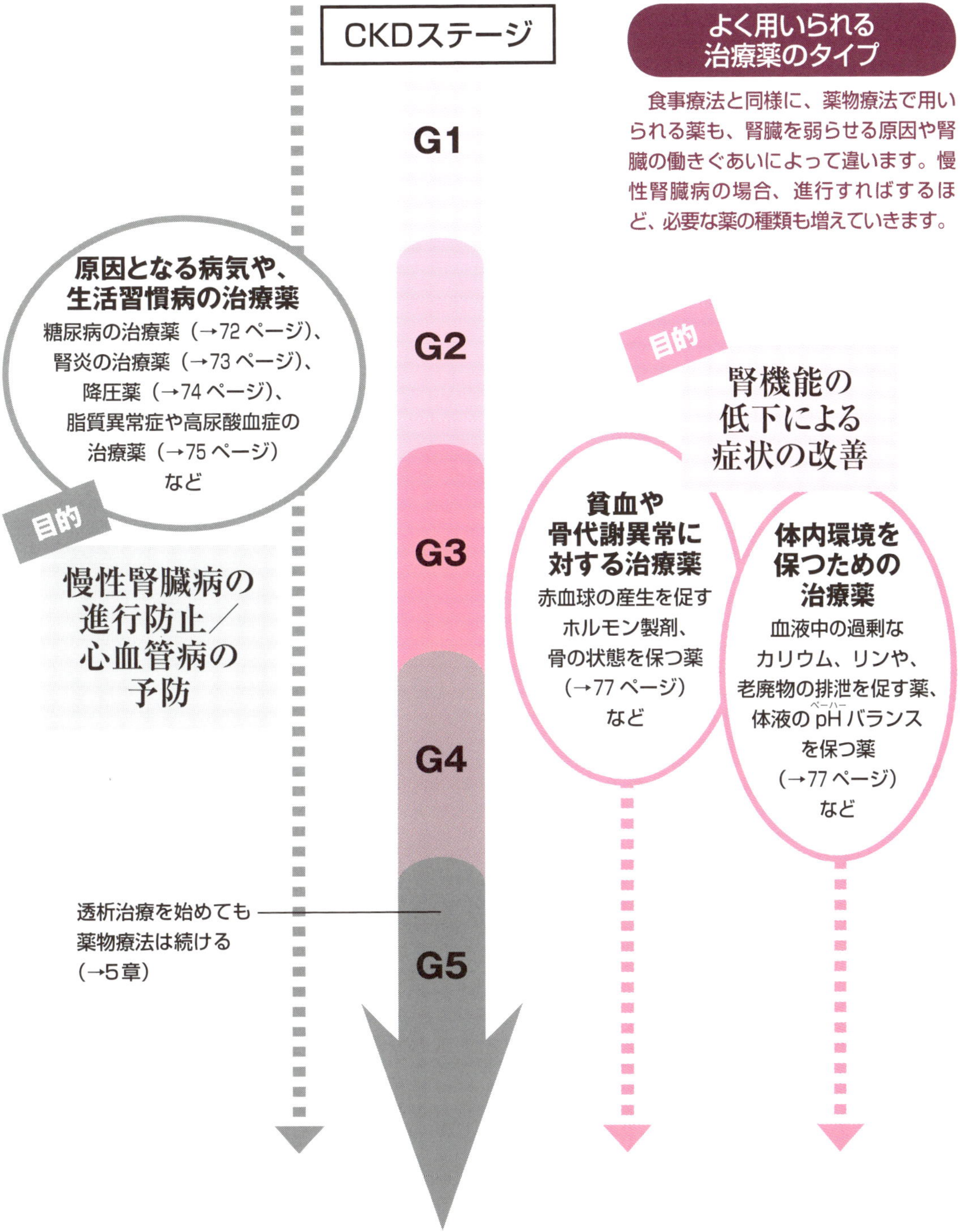

原因となる病気や、生活習慣病の治療薬
糖尿病の治療薬（→72ページ）、
腎炎の治療薬（→73ページ）、
降圧薬（→74ページ）、
脂質異常症や高尿酸血症の治療薬（→75ページ）
など

目的
慢性腎臓病の進行防止／心血管病の予防

透析治療を始めても薬物療法は続ける（→5章）

目的
腎機能の低下による症状の改善

貧血や骨代謝異常に対する治療薬
赤血球の産生を促すホルモン製剤、
骨の状態を保つ薬
（→77ページ）
など

体内環境を保つための治療薬
血液中の過剰なカリウム、リンや、
老廃物の排泄を促す薬、
体液のpH（ペーハー）バランスを保つ薬
（→77ページ）
など

もとになる病気の治療薬は使い続ける

腎臓を弱らせる原因をしっかり治療することが、腎機能の低下を進行させないための基本です。糖尿病なら血糖のコントロールを、腎炎なら炎症を抑える治療を早い段階から始めます。

しっかり血糖コントロール

透析原因としてもっとも多い糖尿病性腎症を防ぐには、血糖値が高くなりすぎないように管理し続けることが大切です。腎機能の低下が目立たないからといって油断は禁物です。

腎臓の状態によっては使わないほうがよい薬もある。糖尿病の専門医の指示に従うこと

▼糖尿病の治療に使われる薬

	種類	特徴
内服薬	αグルコシターゼ阻害薬	腸でのブドウ糖の吸収を遅らせ、食後高血糖を改善
	チアゾリジン誘導体	肝臓や筋肉などに作用し、インスリン抵抗性（→41ページ）を改善。腎機能低下が進んだら使えない
	ビグアナイド薬	
	スルホニル尿素（SU）薬	膵臓に作用し、インスリンの分泌を促す。腎機能の低下が進むと薬が排泄されにくくなり、低血糖を起こしやすくなるので使えないこともある
	速効型インスリン分泌促進薬（グリニド薬）	
	DPP-4阻害薬	インスリンの分泌を促すホルモンの働きを助ける。腎機能の低下が進んだら用量の調整が必要
注射薬	GLP-1受容体作動薬	
	インスリン製剤	不足しているインスリンそのものを補う。腎機能の低下が進んだら用量の調整が必要

放置していたら腎機能の低下は防げない

たんぱく尿の有無、腎機能の程度を問わず、糖尿病や高血圧など、腎臓を弱らせる要因は取り除いておく必要があります。

そのままにしておけば、腎機能の低下は確実に進んでしまいます。食事療法や運動療法など、生活上の取り組みだけで改善がみられなければ、薬物療法を始め、きちんと続けることが大切です。

▼血糖コントロールの目標値

HbA1c（ヘモグロビン・エーワンシー）	6.9% 以下
空腹時血糖値	130mg/dL 未満
食後2時間血糖値	180mg/dL 未満

HbA1cは赤血球に含まれるヘモグロビンに糖が結合したもの。その割合で過去2ヵ月程度の平均的な血糖の状態がわかる

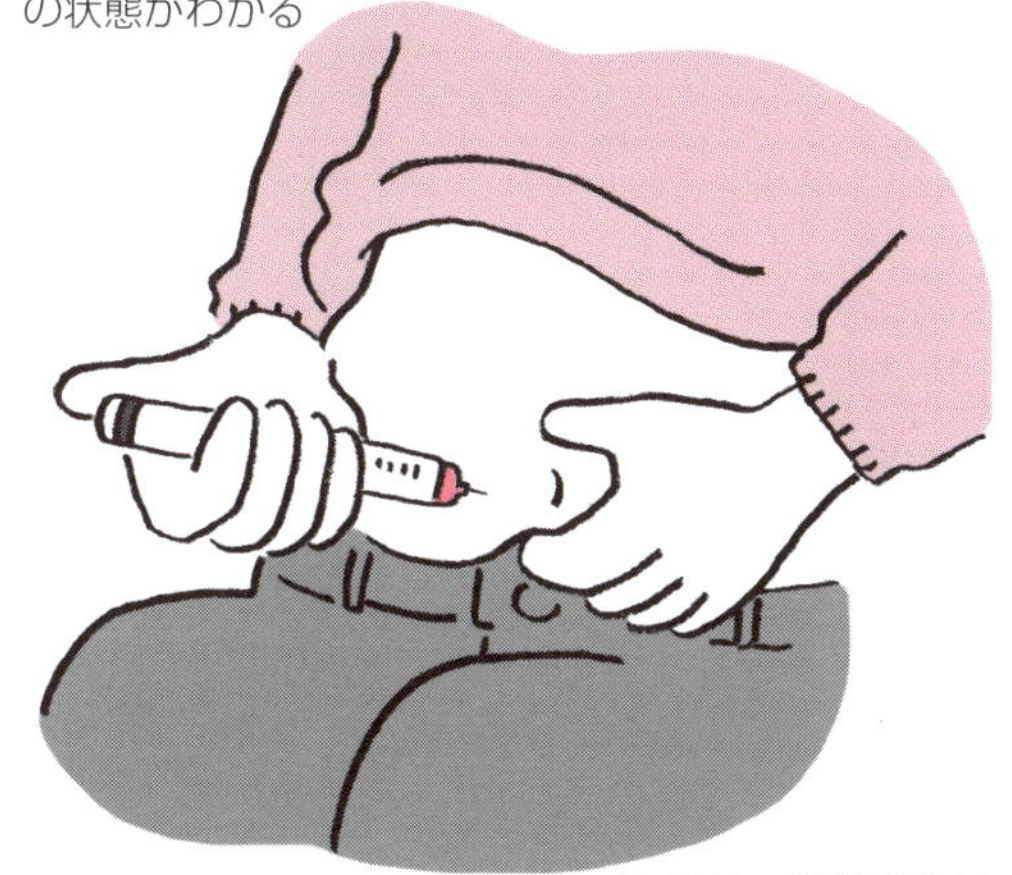

インスリン製剤の注射は自分でおこなう

腎炎・ネフローゼ症候群も薬でしっかり治療する

炎症を抑えたり、そのもとにある異常な免疫反応を抑制したりすることで、炎症の慢性化を防ぎます。糸球体の炎症が続くと血液が固まりやすくなるため、血栓をできにくくする薬も使用します。

炎症・免疫異常を抑える薬

副腎皮質ホルモン（ステロイド薬）
内服薬のほか、点滴で大量投与することもある。感染症、血糖値の上昇、肥満（とくに顔が丸くなる）などが起きやすくなるが、勝手にやめると腎炎が急激に悪化することもあるため、医師の指示に従う

免疫抑制薬
ステロイド薬の効果が不十分な場合に使用することがある。感染症にかかりやすくなるので注意

血栓をできにくくする薬

抗血小板薬
血液を固まらせる血小板の働きを抑える

抗凝固薬
血液が固まるときに働くたんぱく質の作用を抑える

治療薬の種類

降圧薬には尿たんぱくを減らす効果もある

降圧薬には多くの種類がありますが、よく使われるのはＲＡ系阻害薬。高血圧の人はもちろん、血圧はそれほど高くなくても、たんぱく尿の程度が高ければ使用することがあります。

複数の降圧薬を使うことも多い

腎機能の低下を防ぐためにも、慢性腎臓病に合併しやすい心血管病を防ぐためにも、血圧のコントロールは重要です。

血圧を下げるために使う薬にはさまざまな種類がありますが、とくにＲＡ系阻害薬というタイプの降圧薬は、尿のたんぱく質を減らす効果にすぐれた「尿たんぱく減少薬」でもあります。

ただ、一剤で十分に血圧が下がらないことも少なくありません。その場合には、複数のタイプの薬を組み合わせて使用していきます。

血圧コントロールの進め方

慢性腎臓病の場合、血圧は 130／80mmHg 以下を保てるように管理していきます。ただし、高齢者の場合には、血圧の下がりすぎに注意が必要です（→78 ページ）。

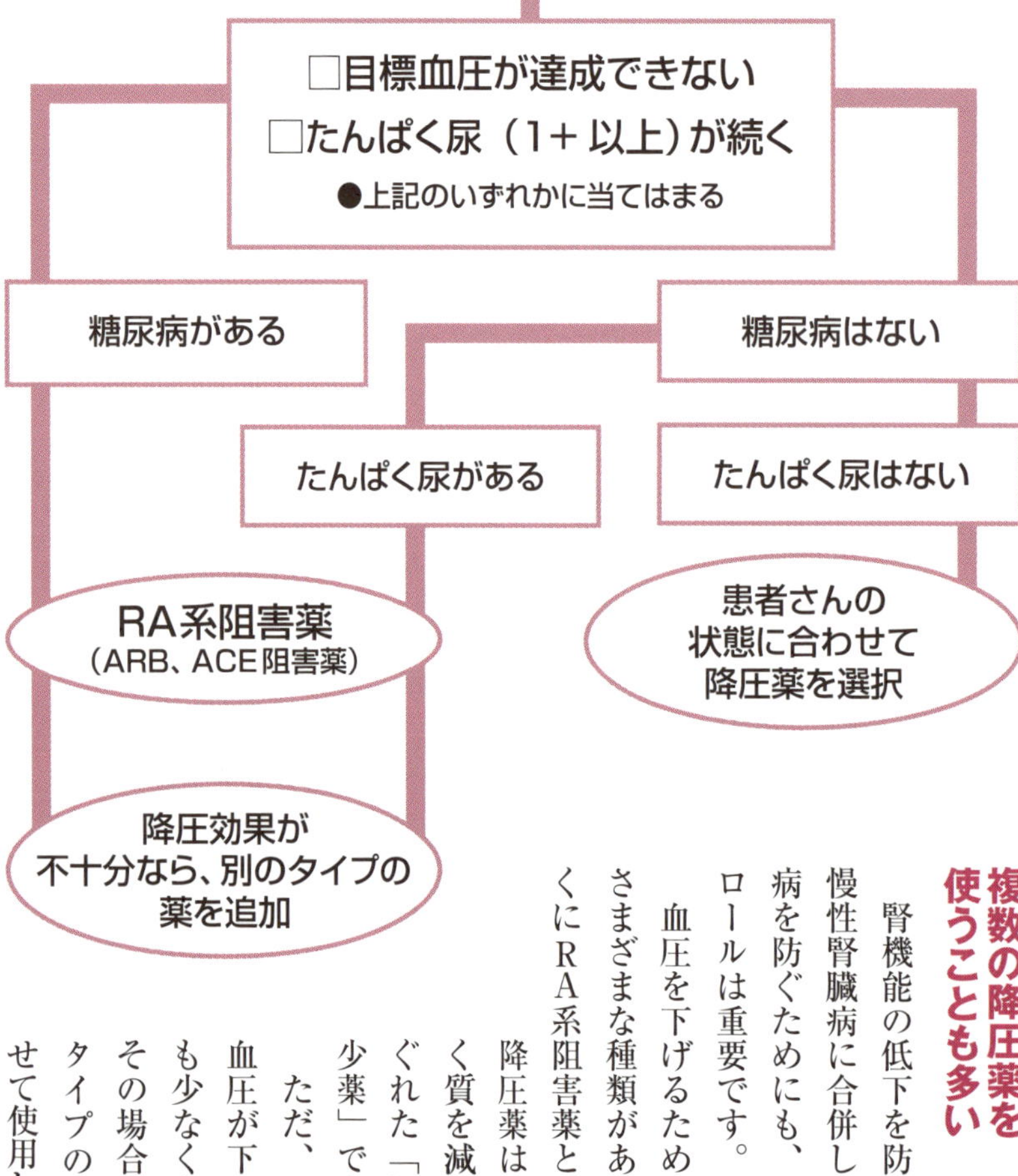
生活改善
とくに重要なのは食事療法。
減塩が重要。肥満の解消にも
努める（→3章）
□目標血圧が達成できない
□たんぱく尿（1+ 以上）が続く
●上記のいずれかに当てはまる
糖尿病がある
糖尿病はない
たんぱく尿がある
たんぱく尿はない
RA系阻害薬
（ARB、ACE 阻害薬）
患者さんの
状態に合わせて
降圧薬を選択
降圧効果が
不十分なら、別のタイプの
薬を追加

作用のしかたはそれぞれ違う

血圧を下げるという目的は同じでも、作用のしかたは薬の種類によって異なります。自分が服用している薬がどの種類なのか、医師または薬剤師などに確認しておきましょう。

RA系阻害薬

腎臓が分泌するホルモン（レニン）がかかわる血圧上昇を抑える薬で２タイプある。高カリウムが起こりやすくなることがあるので、定期的に血液検査で確認する

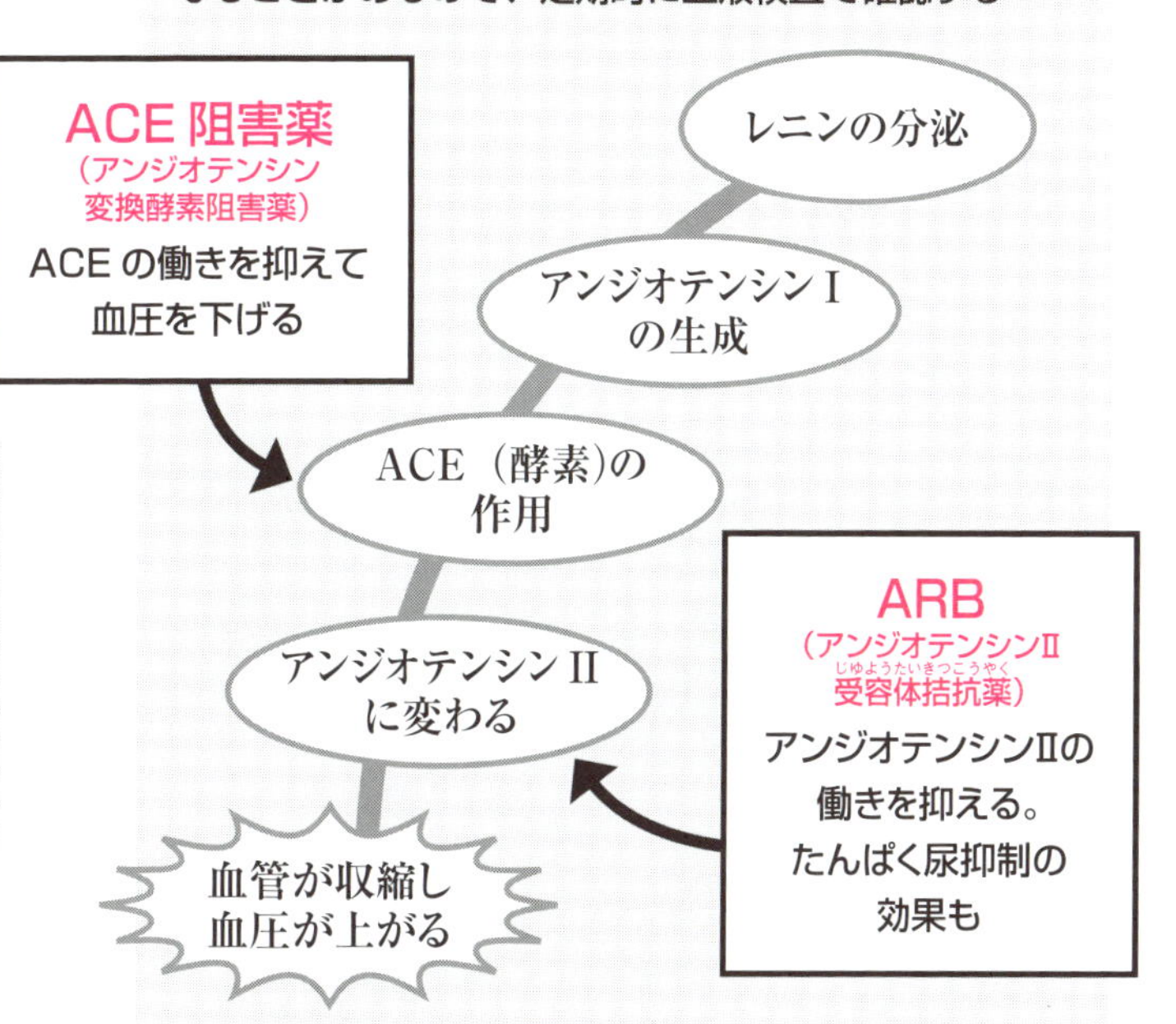

ACE 阻害薬
（アンジオテンシン変換酵素阻害薬）
ACE の働きを抑えて血圧を下げる
レニンの分泌
アンジオテンシンⅠの生成
ACE（酵素）の作用
アンジオテンシンⅡに変わる
血管が収縮し血圧が上がる
ARB
（アンジオテンシンⅡ受容体拮抗薬）
アンジオテンシンⅡの働きを抑える。たんぱく尿抑制の効果も

カルシウム拮抗薬

血管を収縮させる作用があるカルシウムが、血管壁に入り込むのを防ぐ

利尿薬

原尿が通る尿細管でのナトリウムの再吸収を抑える。サイアザイド系利尿薬、ループ利尿薬には、カリウムの再吸収を抑える作用もある

その他

血管や心筋の収縮を強める交感神経の作用をやわらげる薬（α_1 遮断薬、β 遮断薬）、複数の成分を併せた配合剤を使うこともある

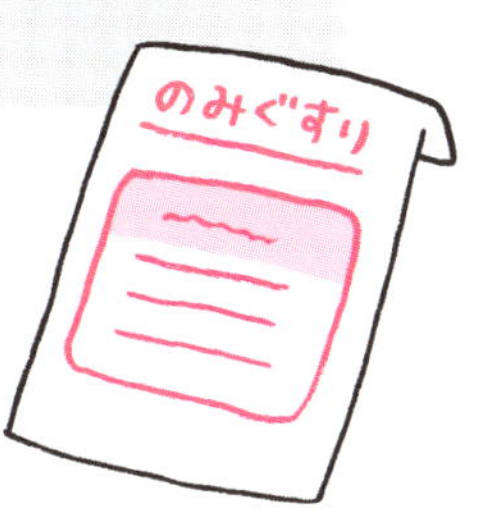

のみぐすり

脂質異常症、高尿酸血症の薬が必要になることも

生活習慣の改善だけで十分でなければ、心血管病予防のためにも薬物療法を検討します。

脂質異常症の治療薬としてよく用いられるのはスタチンという種類の薬で、中性脂肪やLDLコレステロールを減らす効果にすぐれています。まれに筋肉の組織がこわれる横紋筋融解症を起こすことがあるため、脱力感、筋肉痛が現れたら要注意。ほかの薬に変更するなどしていきます。

高尿酸血症には、尿酸の生成を抑える尿酸生成抑制薬などが使われます。

治療薬の種類

腎機能が低下してきたら、さらに薬を追加する

慢性腎臓病が進むにつれ、腎機能低下によるさまざまな影響が現れてきます。腎臓を守るための薬だけでなく、次々に生じる問題に対する治療薬も追加して使用することになります。

併用薬が増えていく

GFRの値が低下し、CKDステージのG3を超えるくらいになると、体にはさまざまな問題が現れ始めます。その一つひとつに対応するために、服用する薬は多くなりがちです。

もともと使ってきた薬

血糖、血圧をコントロールするための薬などは使い続けるのが基本

新たな変化に対応する薬

通院時に血液の状態などをチェックし、必要に応じて薬を追加していく

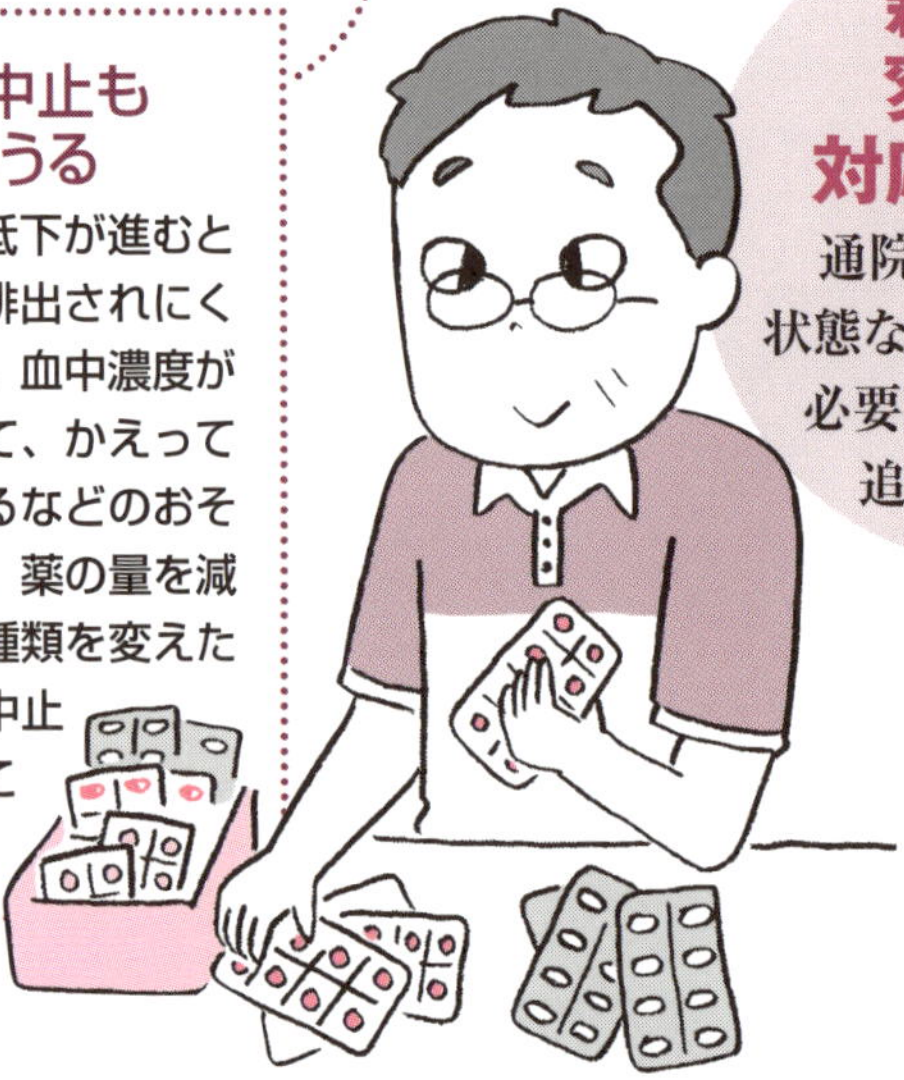

変更・中止もありうる

腎機能の低下が進むと薬の成分が排出されにくくなります。血中濃度が高まりすぎて、かえって腎臓を傷めるなどのおそれがあれば、薬の量を減らしたり、種類を変えたり、服薬を中止したりすることも。

定期的な検査で様子をみながら薬を調整する

治療中は定期的に血液検査をおこない、腎機能低下の影響がどのように現れているか、新たに薬を使う必要があるか、これまで使ってきた薬の見直しが必要かどうかなどを確認していきます。

慢性腎臓病の患者さんが数種類の薬を服用するのは、ごく普通のことです。しかし、薬の種類が増えれば増えるほど、それぞれの薬が作用を打ち消し合ったり、逆に効きすぎてしまったりすることもあります。患者さん自身が気になっていることなどがあれば、通院時に医師に話しておきましょう。検査結果と合わせ、薬の調整がはかられることもあります。

追加していく薬のいろいろ

血液の状態などをみながら、必要な薬を追加していきます。よく使用されるのは次のような種類の薬です。

貧血を治療する注射薬

赤血球造血刺激因子製剤（ESA）

腎機能が低下すると、赤血球の生成を促すエリスロポエチンというホルモンの分泌量が減少する。ESA はエリスロポエチンと同様の構造をもつ製剤で、注射で投与する

鉄剤を使うこともある

赤血球に含まれ、酸素の運搬役を果たすヘモグロビンが減ると貧血が起きる。ヘモグロビンの材料となる鉄が明らかに不足していれば鉄剤で補充することもある。多すぎると鉄過剰症になるおそれもあるので注意が必要

高カリウム血症がみられたら

陽イオン交換樹脂

食事に含まれるカリウムを吸着し、便とともに排泄させる

利尿薬

尿細管でのカリウムの再吸収を抑制し、尿とともに排泄させる

高リン血症がみられたら

リン吸着薬

消化管内でリンと結合し、吸収を抑制する。リンと結びつきやすいカルシウム製剤を使えば、カルシウム不足の解消にも役立つ

骨の代謝異常を改善

活性型ビタミンD製剤

活性型ビタミンＤの不足はカルシウムの吸収を妨げる。不足分を補うことで、骨からカルシウムが溶け出して血管にたまったり、骨が弱くなったりしないようにする

尿毒症のおそれがあれば

球形吸着炭

腸内で老廃物などを吸着し、便とともに排泄させる

緩下剤（かんげざい）の併用も

老廃物の排泄を促すには便秘の解消も必要

体液の酸性化が進んだら（代謝性アシドーシス）

重炭酸ナトリウム

健康な人の体液は中性～弱酸性に保たれている。腎臓の働きが低下し、酸性に傾いた状態をアルカリ性の重炭酸ナトリウム（重曹）で中和する

年齢が高めの人

年をとるほどオーダーメイドの治療が必要に

高齢になれば、腎臓だけでなく体のあちこちに不具合が生じてくるもの。腎臓を守ることだけを考えて治療を進めるわけにはいかなくなるのがむずかしいところです。

一筋縄ではいかない理由

70歳を超え、80歳、90歳と高齢になればなるほど、薬物療法は一筋縄ではいかなくなります。

血圧を下げすぎるとかえって危険

すでに脳梗塞や狭心症、心筋梗塞などの心血管病を患っている人は、血圧を下げすぎると、かえって心血管病の状態が悪化し、死亡率が高くなるおそれがあります。

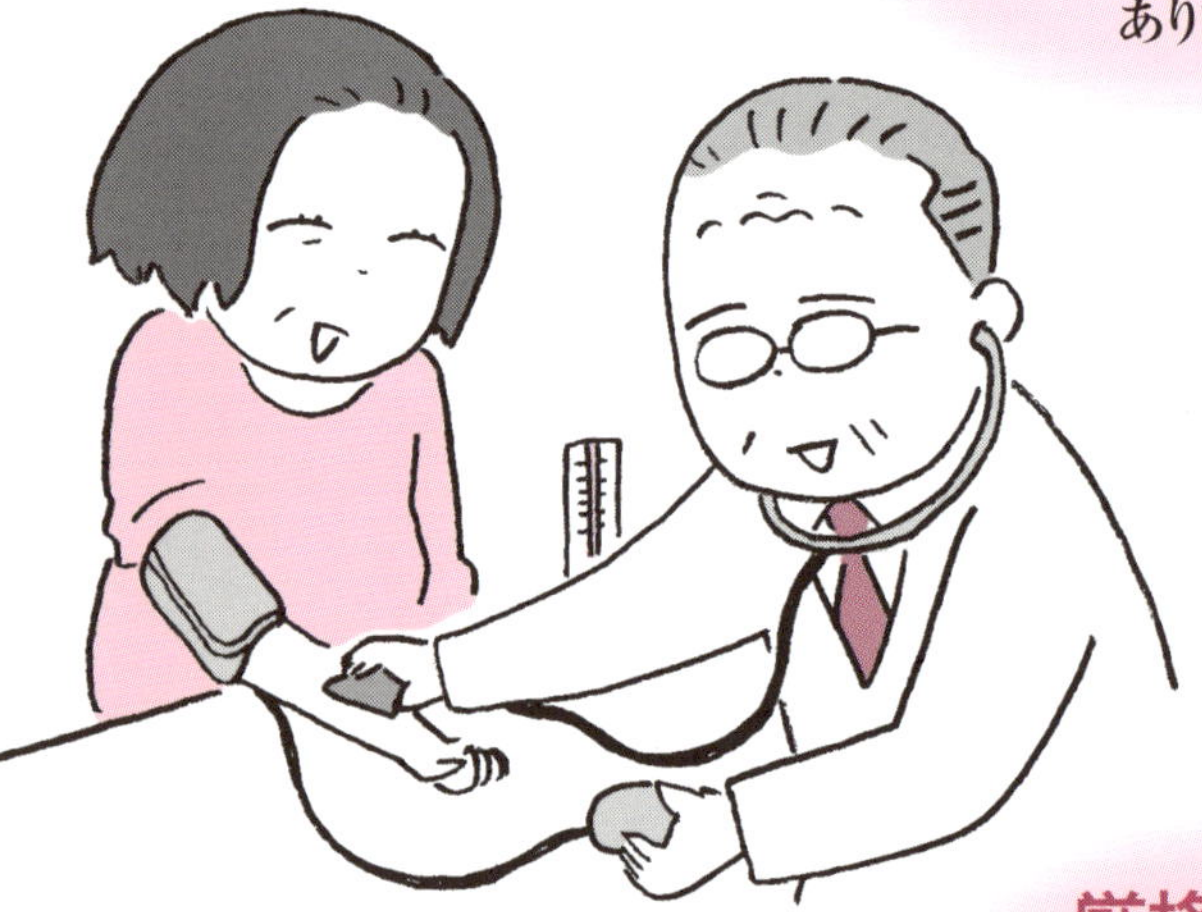

高齢の患者さんは、収縮期血圧110mmHg 未満になるような治療は避けたほうがよい

厳格すぎる血糖コントロールも問題に

高齢で体力が低下している患者さんは、厳格な食事療法や薬物療法を続けることで、血糖値が低くなりすぎる低血糖の状態が起きやすくなったり、死亡率を高めてしまったりするおそれもあります。

「自分にとっての目標値」を決めて、達成を目指す

腎臓の働きを守るための血圧や血糖などの目標値は、高齢の患者さんの場合、だれもが同じというわけにはいきません。ほかの病気とのかねあい、患者さんの体調なども配慮して目標を定める必要が

飲み忘れ、飲み間違いが増えることも

何種類もの薬を正確に服用し続けるのは、若くても簡単なことではありません。もの忘れが目立つ高齢者の場合、家族など周囲のサポートがないと正しい服薬が続けにくい面があります。

ほかの病気をかかえている人が多い

年をとるにつれ、心血管病はもちろん、がんや認知症などになる人も増えます。治療薬の飲み合わせを含め、腎臓の保護だけを考えた治療はおこないにくくなります。

脱水でますます腎障害が起こりやすくなる

高齢者はのどの渇きを感じにくく、知らないうちに脱水を起こしていることがあります。薬の成分が排泄されずにたまり、腎障害を起こすことがあります。

いつもの治療薬以外の薬を飲むときは要注意

慢性腎臓病で腎機能が低下している場合、服用した薬がなかなか排泄されず、血中濃度が高まりすぎて、さまざまな問題が起きてしまうことがあります。

腎臓病の主治医以外にかかるときは、腎機能の状態や、現在、服用している薬をすべて伝えておきましょう。その情報をもとに、薬の処方を考えてもらえます。

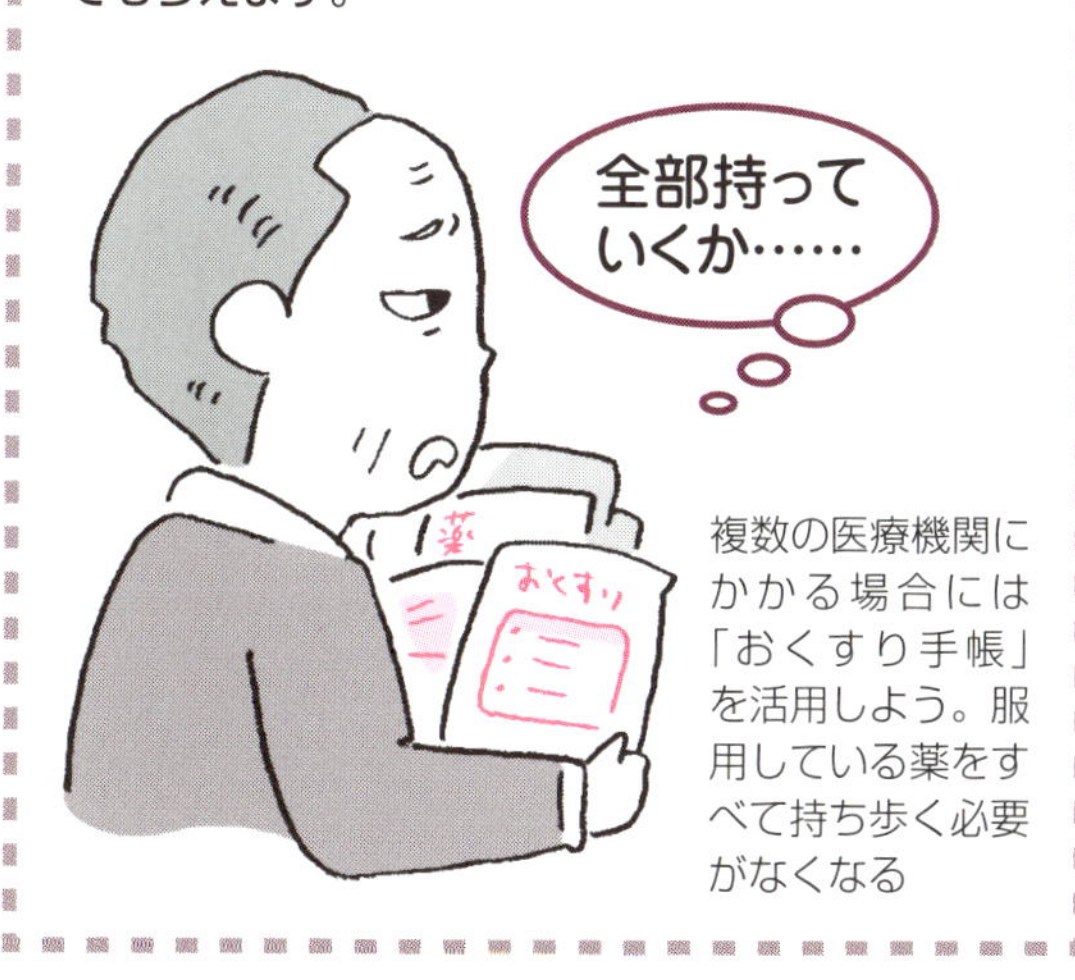

複数の医療機関にかかる場合には「おくすり手帳」を活用しよう。服用している薬をすべて持ち歩く必要がなくなる

あります。

「自分にとっての目標値」が決まったら、それを実現するために必要な薬が処方されます。

ただ、高齢の患者さんの場合、薬の管理ができるか、服薬した薬が体にたまらず排泄できるかどうかなども、個人差が大きくなりがちです。問題がありそうなら、その都度、臨機応変に対応していくことが必要です。

薬物療法を続けるコツ

目的を明確に。飲み忘れ防止の工夫も必要

適切な薬を処方するのは医師の仕事ですが、どんなに効果が高い薬でも、きちんと飲まなければ役に立ちません。薬物療法を成功させる鍵は、患者さん自身の手の内にあります。

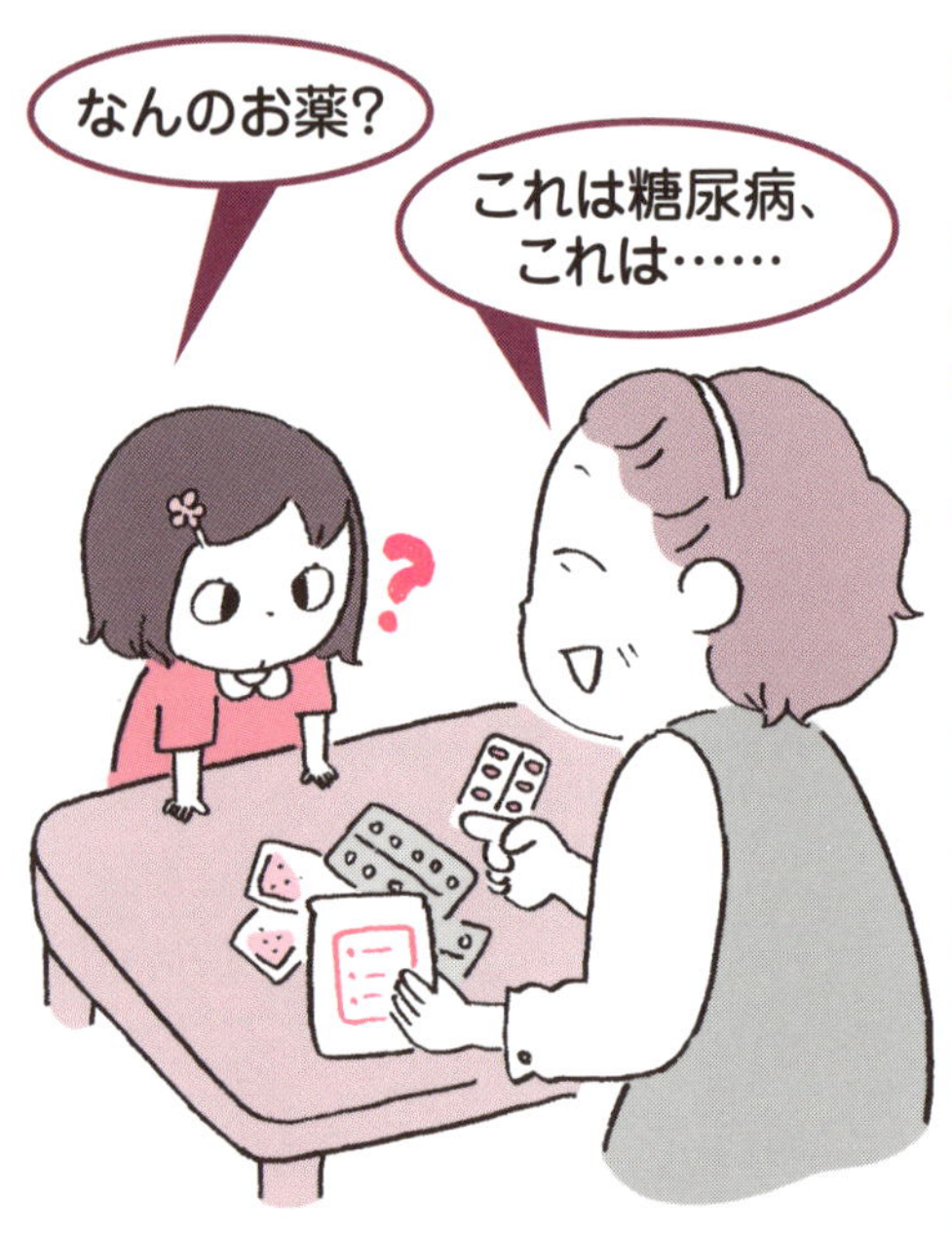

はっきりさせておこう

自覚症状がほとんどない段階では、服薬の必要性は感じにくいものです。服薬の目的や、正しい服薬方法をはっきりさせておかないと、飲み忘れや飲み間違いにつながるおそれが高まります。

なぜ飲むのか?

自分の状態や薬の役割をきちんと把握することで、「きちんと飲もう」という気持ちが生まれやすくなります。医師や薬剤師から説明を受けるだけでなく、自分でも説明できるくらい、しっかり理解しておきましょう。

いつ飲むのか?

薬がその効果を発揮するためには、決められたタイミングや回数を守って服用することが大切です。正しく服用できないと、効果が得にくくなるだけでなく、ほかの薬の作用を弱めたりしてしまうこともあります。「食直前」「食間」など、指示の意味を再度確認しておきましょう。

食後　食直後　食事　食直前　食前　食間　食後　食直後　食事　食直前　食前

- 食後：食べ終わってから30分以内
- 食前：食べ始める30分前
- 食間：食事と食事の間、食事を済ませてから約２時間後
- 食直後：食事が終わったすぐあと
- 食直前：食べ始めるすぐ前

飲み忘れ防止のヒント

きちんと服薬し続けるのはなかなかたいへんなことですが、毎日の習慣として続けられるように工夫していきましょう。

小分けにして管理

薬をもらってきたら、「毎食後飲む薬」「寝る前だけ飲む薬」など、服用のタイミング別に分けて保管するようにしましょう。シートのままでもかまいませんが、飲み忘れが多いようなら、1回分ずつ小分けにしておくとよいでしょう。

アラーム設定

携帯電話やスマートフォンを利用している人は、仕事などに差し支えなければ、毎日、決まった時間にアラームが鳴るようにしておくのもよいでしょう。「まだ飲んでいなかった」などと気づくきっかけになります。

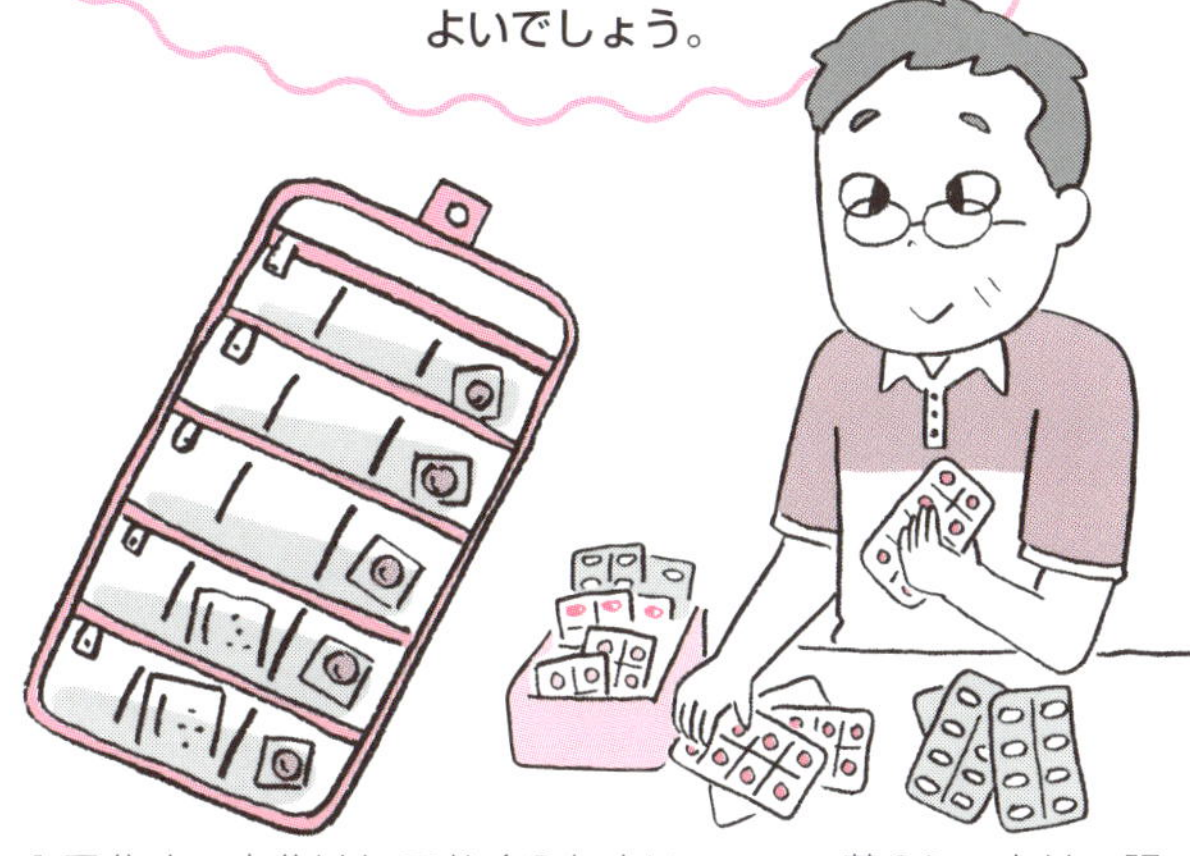

1回分ずつ小分けしておくのもよい。箱型のものだけでなく、外出時に持ち歩きやすいポーチ式のものなど、さまざまな薬ケースが市販されている

薬のシートは、服用のタイミング別に分類しておく

頓服（とんぷく）
症状に応じて必要なときにいつでも

就寝

就寝前
寝る直前、または30〜60分前

医師にも相談しておこう

きちんと飲もうと思っていても、うっかり飲み忘れてしまうことはあるものです。薬の数が増え、服用時間や服用回数がそれぞれ違うとなると、飲み間違いも起きやすくなります。

どうしても管理がむずかしいときには、医師に率直に相談してみましょう。配合剤の利用で薬の数を減らせるかもしれませんし、服用回数の少ないものなどに変更できるかもしれません。そのうえで「これだけの薬は必要」と決まったら、きちんと正しく服用していきましょう。

COLUMN

市販薬、サプリメントの安易な使用は危険

排泄機能の衰えで薬が毒になることも

風邪や頭痛、胃痛や便秘などの身近な症状に対し、市販薬で様子をみようと思うこともあるのでは？　けれど、腎機能が低下している患者さんにとって、薬は毒になることがあります。漢方やサプリメントも同様です。腎臓からなかなか排泄されず、腎障害を進めてしまうこともあります。

店頭で簡単に手に入るからといって、安易な使用は危険です。自己判断で使うのは控えましょう。

▼とくに注意が必要なもの

風邪薬・鎮痛薬
イブプロフェン、エテンザミドなど、市販薬にもよく使用されている非ステロイド性消炎鎮痛薬（NSAIDs）は、腎臓の血流量を低下させ、腎機能を悪化させるおそれがある。アセトアミノフェンは比較的安全だが、医師の処方のもとで使用したほうがよい

胃腸薬
胃潰瘍（いかいよう）、慢性胃炎の治療薬であるH2受容体拮抗薬(H2ブロッカー）は血液障害を、緩下剤などとして使われるマグネシウム製剤は高マグネシウム血症による倦怠感、不整脈などを起こすおそれがある

漢方
麻黄（まおう）は腎結石、甘草（かんぞう）は急性腎障害に結びつくことも。風邪薬として使われる葛根湯（かっこんとう）などには、どちらも含まれている

サプリメント
ハーブ類、植物性の成分でも腎障害を起こすことがある。ビタミンC製剤なども、排泄機能が衰えると結石をつくりやすくなる

5

それでも進んでしまった人のために

透析療法を受けるようになったら人生おしまい……
そんなふうに考えている人もいるようです。
しかし、これからの生活を守るためにこそ、
新たな対応策が求められているのです。

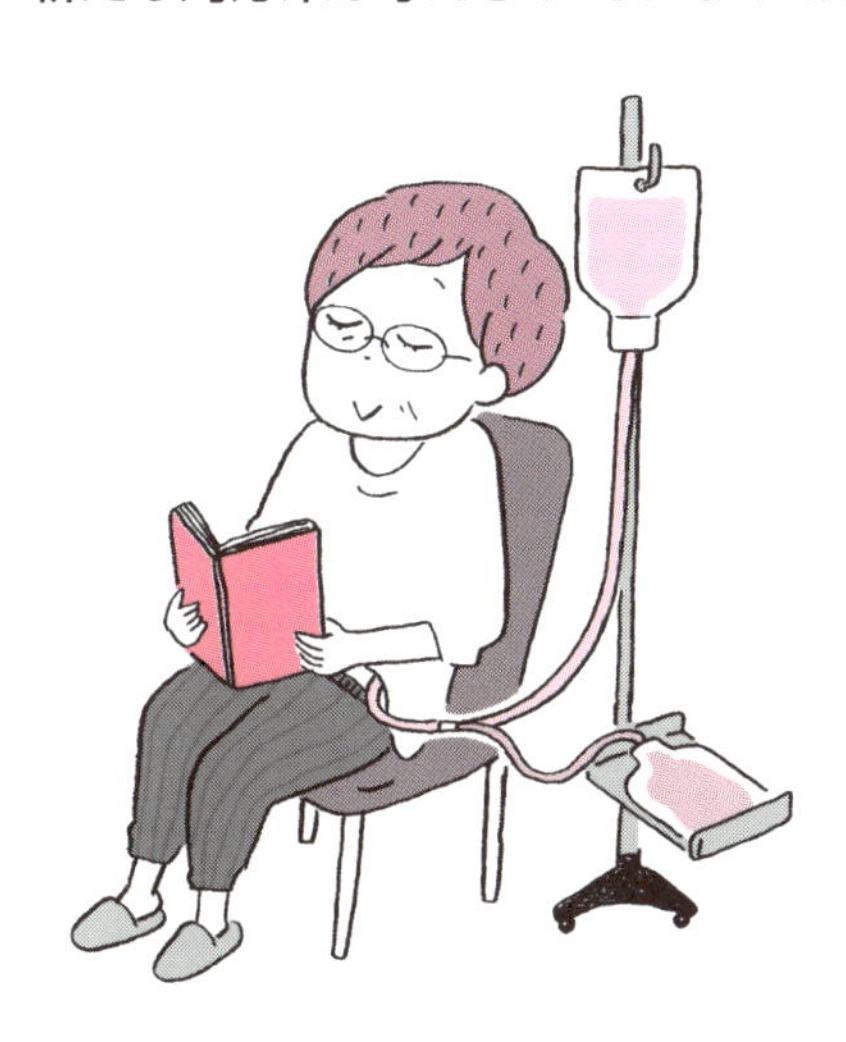

ひどくなったら

腎臓の働きをほかの手段で肩代わりする

腎臓の働きがゼロに近づいてきたら命にかかわります。力尽きそうな腎臓の働きを、ほかの手段で代行する治療が必要です。これを腎代替療法といい、その代表が透析療法です。

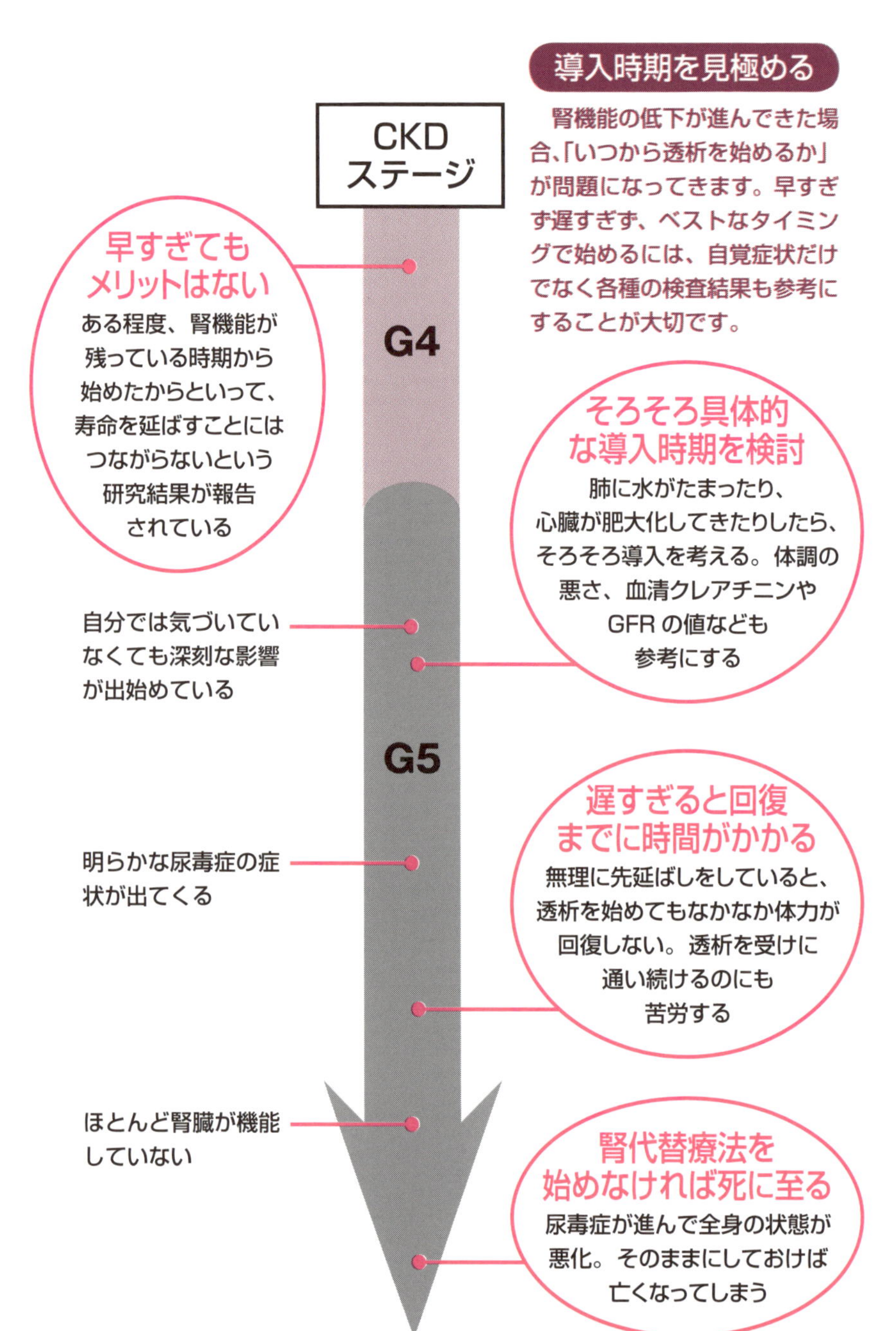

導入時期を見極める
腎機能の低下が進んできた場合、「いつから透析を始めるか」が問題になってきます。早すぎず遅すぎず、ベストなタイミングで始めるには、自覚症状だけでなく各種の検査結果も参考にすることが大切です。
CKDステージ
G4
G5
早すぎてもメリットはない
ある程度、腎機能が残っている時期から始めたからといって、寿命を延ばすことにはつながらないという研究結果が報告されている
自分では気づいていなくても深刻な影響が出始めている
そろそろ具体的な導入時期を検討
肺に水がたまったり、心臓が肥大化してきたりしたら、そろそろ導入を考える。体調の悪さ、血清クレアチニンやGFRの値なども参考にする
明らかな尿毒症の症状が出てくる
遅すぎると回復までに時間がかかる
無理に先延ばしをしていると、透析を始めてもなかなか体力が回復しない。透析を受けに通い続けるのにも苦労する
ほとんど腎臓が機能していない
腎代替療法を始めなければ死に至る
尿毒症が進んで全身の状態が悪化。そのままにしておけば亡くなってしまう

腎代替療法は大きく2つに分けられる

腎機能を代行する手段には、透析療法と腎移植がありますが、圧倒的に多いのは透析療法。なかでも血液透析がほとんどです。

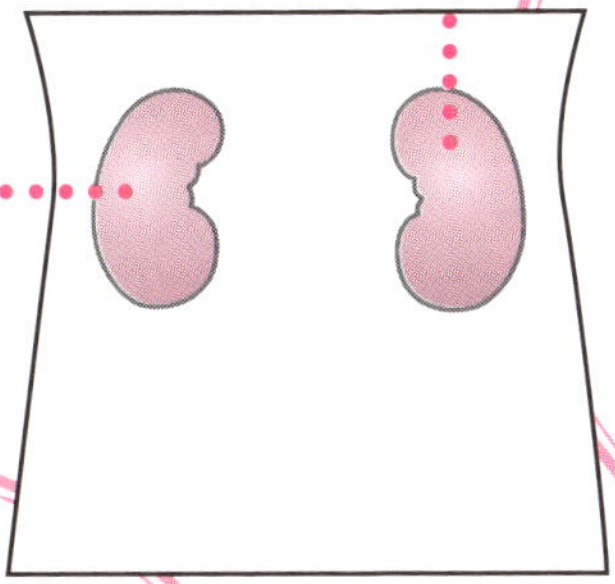

透析療法

人為的に血液の濾過をおこなう方法。機械を使う血液透析と、自分の腹膜を利用する腹膜透析がある。血液透析は通院しながら受けるのが一般的だが、自宅でおこなう方法もある

透析療法ー血液透析／腹膜透析

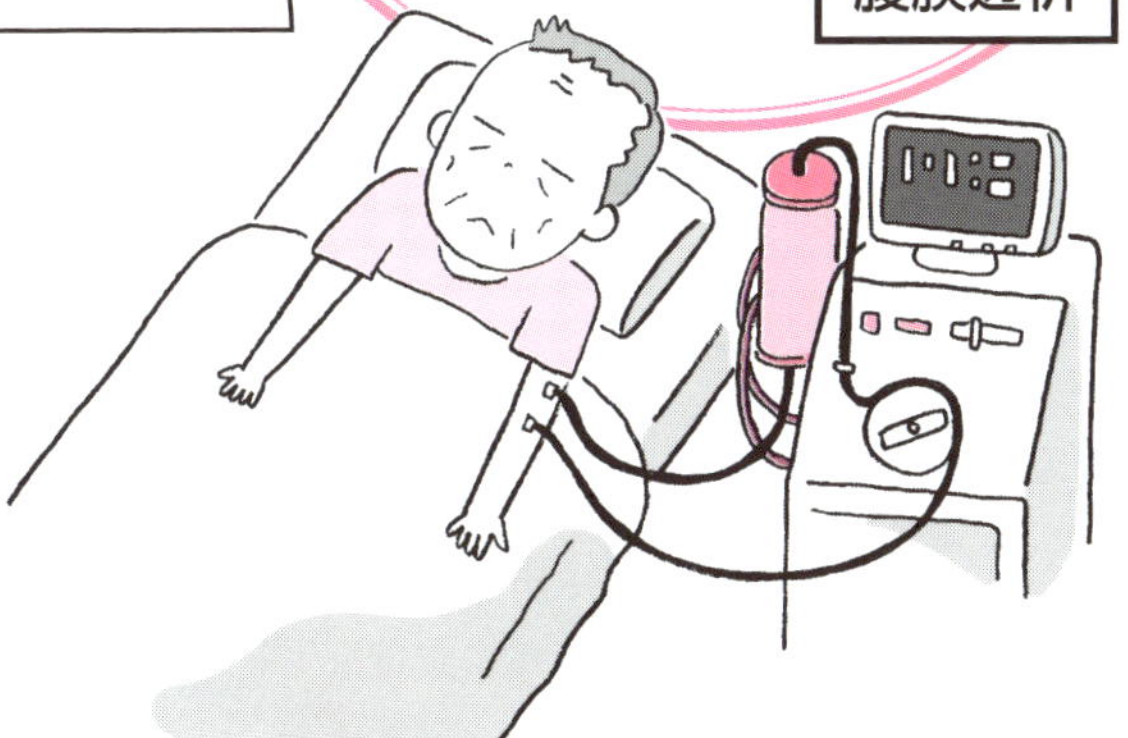

腎移植

ほかの人からもらった健康な腎臓に、ほぼ働けなくなっている自分の腎臓の代わりをつとめてもらう。実施例は年間1600件ほど（→96ページ）

正しい知識で最良の選択を

なんとか自分の腎臓の状態を保ちたいとがんばってきても、腎機能の低下がいちじるしく進んでしまったら、体内環境を保つことはむずかしくなります。血液透析をはじめとする腎代替療法が避けられないこともあります。

「そろそろ考えたほうがよい」と告げられ、気落ちしている人もいらっしゃるかもしれませんが、透析療法にもさまざまな方法があります。いたずらに不安がらず、最良の選択をできるよう、正しい知識を身につけておきましょう。

▼透析療法の実施形態の割合

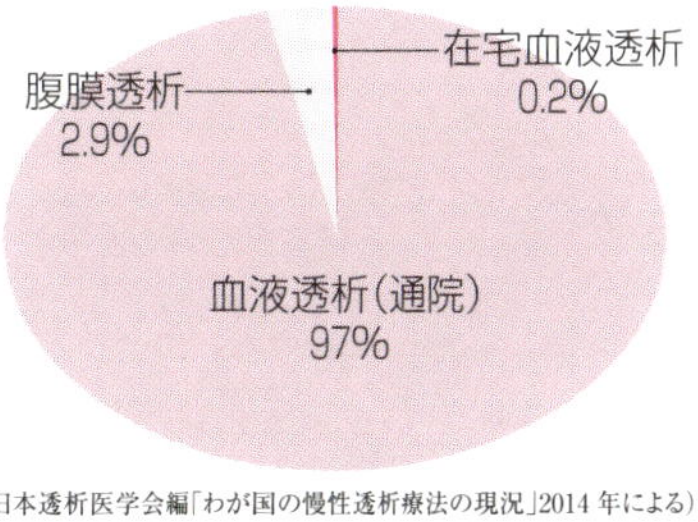

（日本透析医学会編「わが国の慢性透析療法の現況」2014年による）

日本の透析患者さんは約32万人（2014年末現在）。このうち大半の患者さんは、通院しながら血液透析を受けている

透析開始後の生活

たんぱく質制限はやわらぐ。活動の制限もない

透析療法を受けている患者さんからは「以前より調子がよくなった。もっと早く始めればよかった」という声が聞かれることも。いたずらに不安に思うことはありません。

透析療法の開始で変わること

透析を受けることで、腎臓が担っていた働きの一部が取り戻せます。これまでの生活と変わることもあれば、変わらないこともあります。

たんぱく質制限はやわらぐ

ある程度、老廃物を除去できるようになるので、食事のたんぱく質制限は少しやわらげられます。体重1kgにつき1日1.0g程度を目安にします（→54ページ）。

血液中の老廃物など小さなものや余分な水分は透析膜をすり抜け、透析液の中に移動するが、たんぱく質など大きなものはそのまま残る
たんぱく質
血液
赤血球
老廃物
白血球
透析膜
透析液

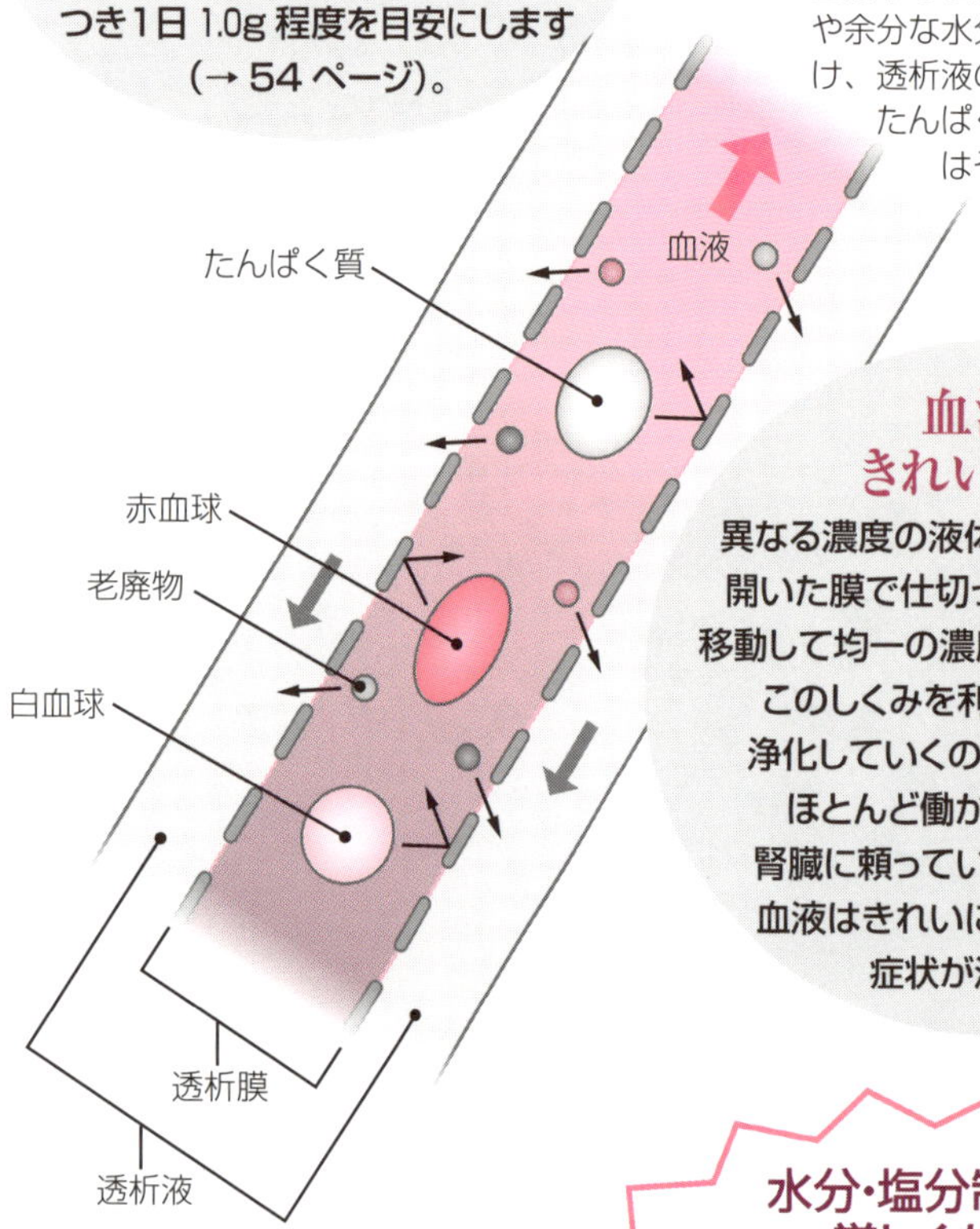

血液がきれいになる

異なる濃度の液体の間を小さな穴の開いた膜で仕切っておくと、物質が移動して均一の濃度になっていきます。このしくみを利用して、血液を浄化していくのが透析療法です。ほとんど働かなくなっていた腎臓に頼っていた時期にくらべ、血液はきれいになり、尿毒症の症状が減ります。

水分・塩分制限は厳しくなる

尿が出なくなる分、透析と透析の間は体に水分がたまりやすくなります。摂取する水分や、水分をためやすくする塩分の量は、厳しい制限が必要になります（→92ページ）。

尿は出にくい／出なくなる

腎機能の低下がさらに進むと尿量は減ります。尿が出なくなる時期は、腹膜透析より血液透析のほうが早いことが多いようです。

これまでの治療も基本的に継続する

透析療法を始めることで、多くの人は導入直前の状態より体調がよくなったと感じるようです。

ただ、健康な腎臓が果たす機能をすべて取り戻せるわけではありません。特有の合併症を防ぐ意味でも、食事療法や薬物療法は大切です。多少見直すことはありますが、基本的には継続します。

透析療法中に起こりやすい合併症

透析を始めたばかりの時期に起こりやすいのは、針を刺す部位の痛みや頭痛、低血圧、皮膚のかゆみなど。多くの場合、しだいに軽くなりますが、念のため医師に相談を。

長期的には、水分のたまりすぎで心臓への負担が増して心不全を起こしやすくなったり、脳出血や脳梗塞の発症率が高くなったりもします。

貧血や骨の代謝異常は透析前と同様に生じやすく、除去しきれない物質が骨や関節に沈着し、手指のしびれなどを起こすこともあります。感染症、がんの発生にも注意が必要です。

薬物療法は続ける

透析前からの薬物療法は、基本的には変わりません。定期的におこなう血液検査の結果によっては、リン吸着薬や活性型ビタミンD製剤（→77ページ）、カルシウム受容体作動薬（骨を溶かすホルモンの分泌を抑える薬）などを、新たに使い始めることもあります。

時間的な制約は増える

24時間、放っておいても血液をきれいにしてくれてきた腎臓とは違い、透析療法を受けるための時間を確保する必要があります。

社会生活への影響は少ない

時間的な制約が増えるとはいえ、腹膜透析を選択すれば通院回数は減らせますし、通院して受ける通常の血液透析でも、施設によっては時間帯が選べます。生活スタイルに合わせた方法を選択することで、社会生活への影響は減らせます。

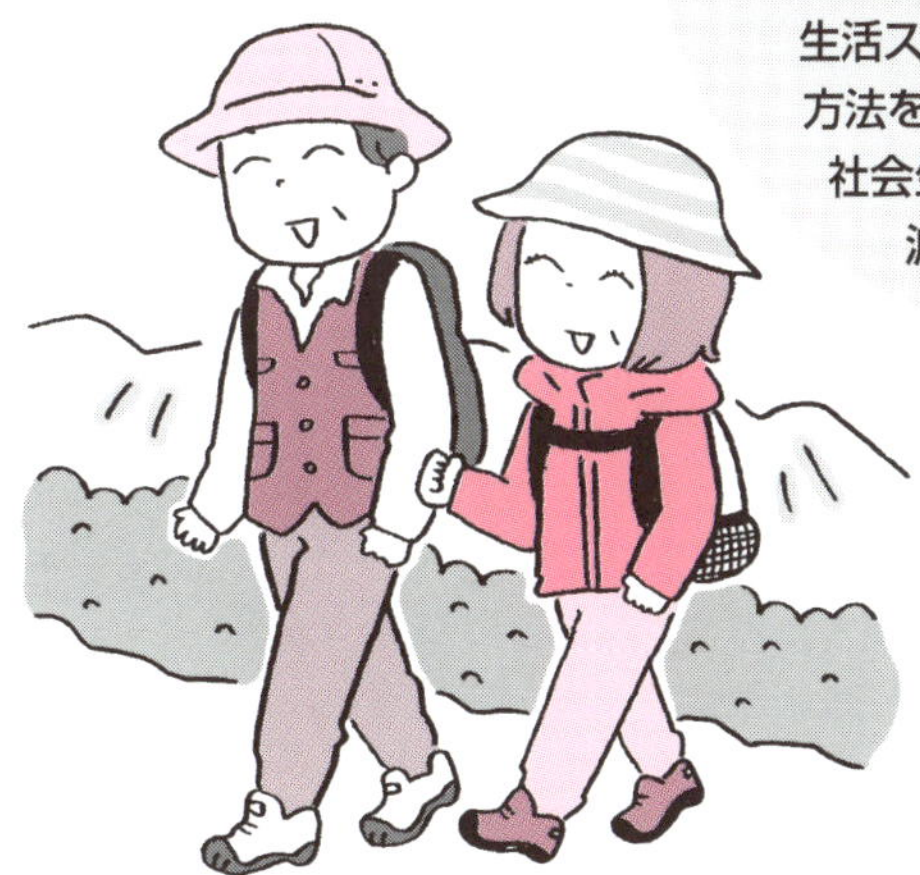

透析を受けているからといって、「してはいけないこと」はとくにない。むしろ適度な運動は続けたほうがよい

生活のなかでできる。五年くらいは可能な方法

透析療法といえばほとんどが血液透析ですが、自宅や職場などでもできる腹膜透析という方法もあります。この方法が可能かどうか、検討してみてもよいでしょう。

1.
透析液をおなかに入れたままにしておく

↓ 4〜8時間程度

2.
バッグをつける

↓

3.
たまっていた透析液を排出させる

↓

4.
新しい透析液を注入する

↓

5.
バッグをはずす

（2〜5：30分程度）

1〜5までを
1日3〜5回、くり返す

自分の腹膜をフィルターにする

腹膜はおなかの中の臓器を包む膜。腹膜で囲まれた空間（腹腔（ふくくう））に透析液を入れ、血液浄化を進める方法が腹膜透析です。

▼腹膜透析のしくみ

腹膜表面には毛細血管が網の目状に分布している。腹腔内に透析液を入れておくと、腹膜が透析膜となり、毛細血管を流れる血液中の老廃物や余分な水分などが透析液側に移る

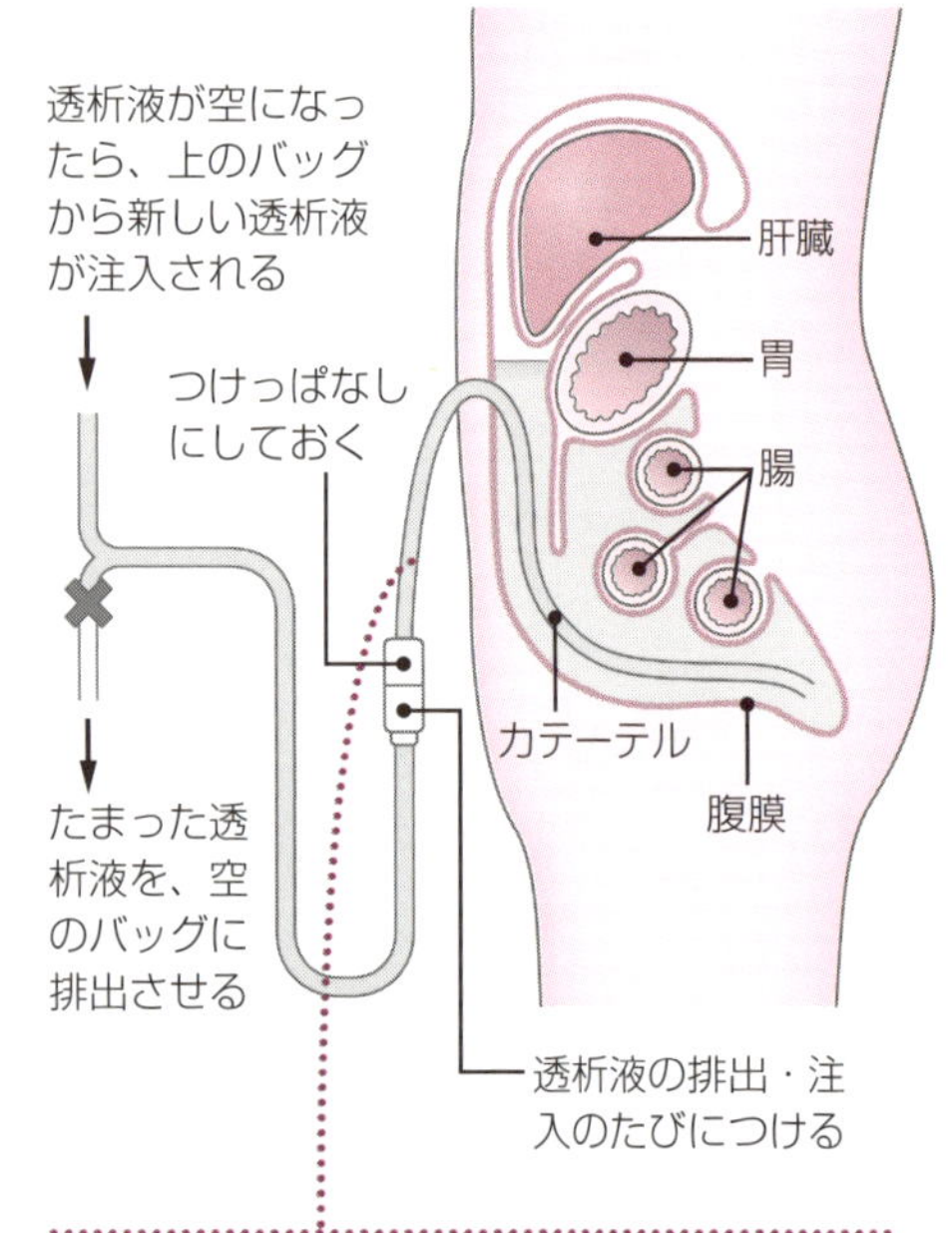

透析液が空になったら、上のバッグから新しい透析液が注入される
つけっぱなしにしておく
肝臓
胃
腸
カテーテル
腹膜
たまった透析液を、空のバッグに排出させる
透析液の排出・注入のたびにつける

カテーテルを入れておくための手術が必要

透析液を入れたり出したりする経路となるのが、カテーテルと呼ばれるやわらかい管。腹膜透析を始めることになったら、おへその下に孔（あな）を開けて腹腔内にカテーテルを入れる手術が必要です。手術時間は１時間程度です。

腹膜透析の特徴

腹膜透析は、透析のたびに通院する必要はありません。ただし、腹膜が透析膜として機能するのは５～８年程度。その後は血液透析に移行します。

透析は毎日
続けておこなえるから、
通院回数は月1～2回
でよい

尿の量は
減るが、血液透析に
くらべると保たれる
ことが多い

バッグを
持ち歩けば外出先でも
交換できる。長期の
旅行も可能

注液用のバッグは上に、排液用のバッグは下に置いておく。透析液を入れたままにしておくので、多少、おなかが張ったように感じる人もいる

透析液の
入れ替えは1日3～5回、
バッグの交換は自分で
(または家族が)
おこなう

カテーテルの
出口付近は感染を
起こしやすい。清潔に
保つことが大切

血液透析に
くらべると食事制限は
ゆるやか

始めるならしっかり自己管理を

腹膜透析は、自分のおなかに入れてある透析液にじわじわと血液の汚れを移していく方法です。限られた時間で一気に汚れを取り除く血液透析にくらべ、より自然なしくみに近く、腎臓の残存機能も長く保たれます。

透析液の入れ替えは自分でしなければなりませんし、消毒したり、入浴時にはカバーをしたりするなど感染を防ぐための対策も必要です。それでも、自己管理がしっかりできそうなら、血液透析を始める前にまず腹膜透析を試してみるのはよい選択です。

寝ている間にできる自動腹膜透析という方法も

自動腹膜灌流(かんりゅう)装置(ＡＰＤ)という機械を使い、寝ている間に腹膜透析をおこなう方法もあります。ＡＰＤにバッグをつないでおくと、透析液の注入・貯留・排液が設定した間隔で自動的におこなわれます。寝返り程度の動きなら、管が外れるおそれはありません。

ある程度、腎機能が残っていれば昼間は透析液をためず、バッグの交換もせずに済むこともあります。希望する場合は、主治医に相談してみましょう。

通院が必要。週三回、四時間ずつが一般的

もっとも利用者が多いのは、通院しながらおこなう血液透析です。通院回数が多く「たいへんそう」というイメージがあるかもしれませんが、多くの人は無理なく続けられています。

血液浄化は機械におまかせ

血液透析は、ダイアライザーという機械に血液を通すことで、血液浄化を進める方法です。週３回、１回の透析につき４時間ほど時間をかけて、血液をきれいにしていきます。

▼血液透析のしくみ

患者さんの腕から取り出した血液と、透析装置から送り込まれる透析液が、透析膜で仕切られたダイアライザー内部を通過。老廃物や余分な水分が除去されていく

1. 血液を取り出すための針と、戻すための針を腕に刺す

2. 4時間程度、そのままにしておく

3. 針をはずす

週３回程度、通院して受ける

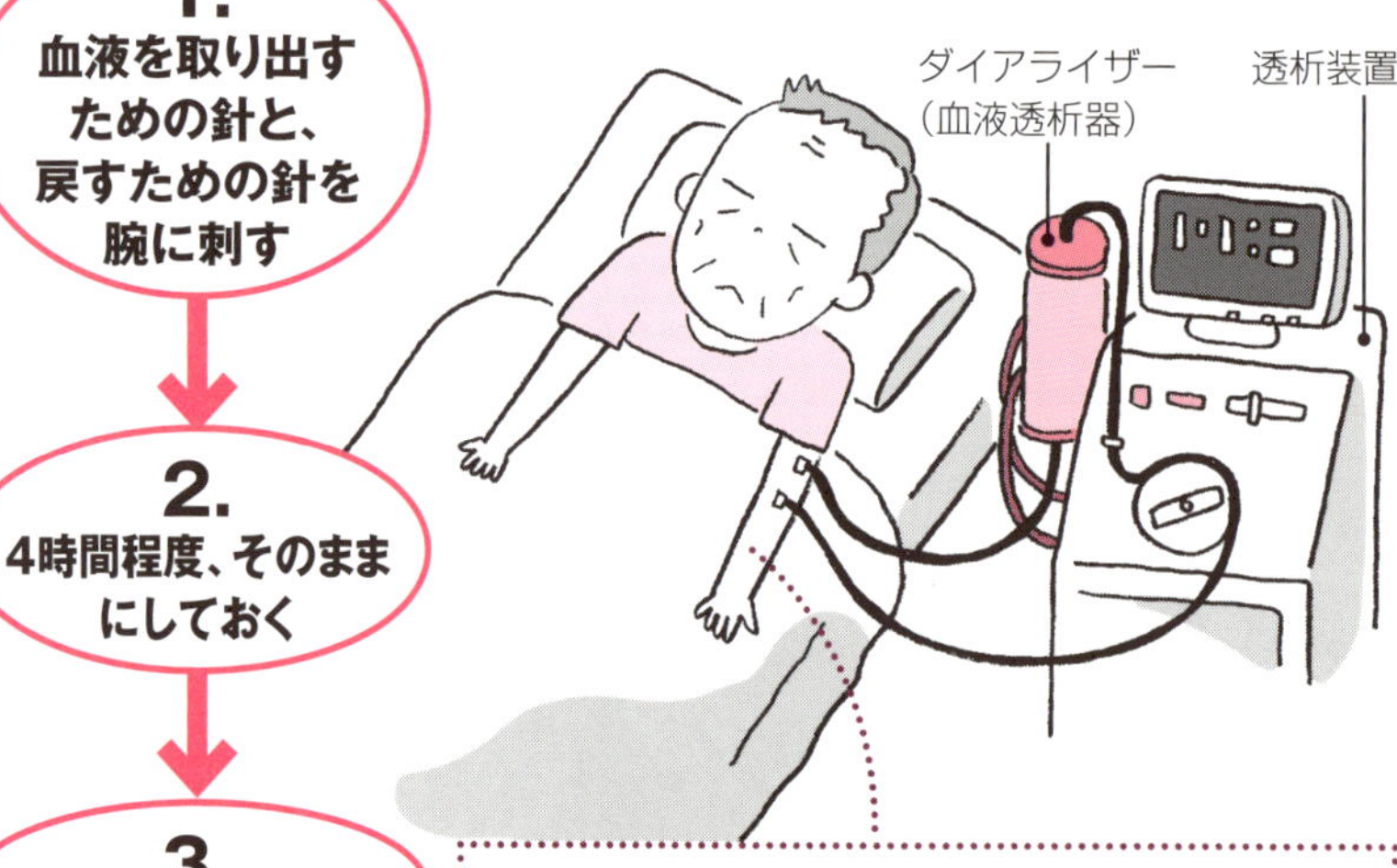

血管を太くするための手術が必要

血液透析を始める前には、腕の動脈と静脈をつないで太い血管（シャント）をつくる手術をします。動脈を勢いよく流れる血液が静脈に流れ込むことで血管が太くなり、血液を取り出しやすくなります。手術時間は１時間程度。

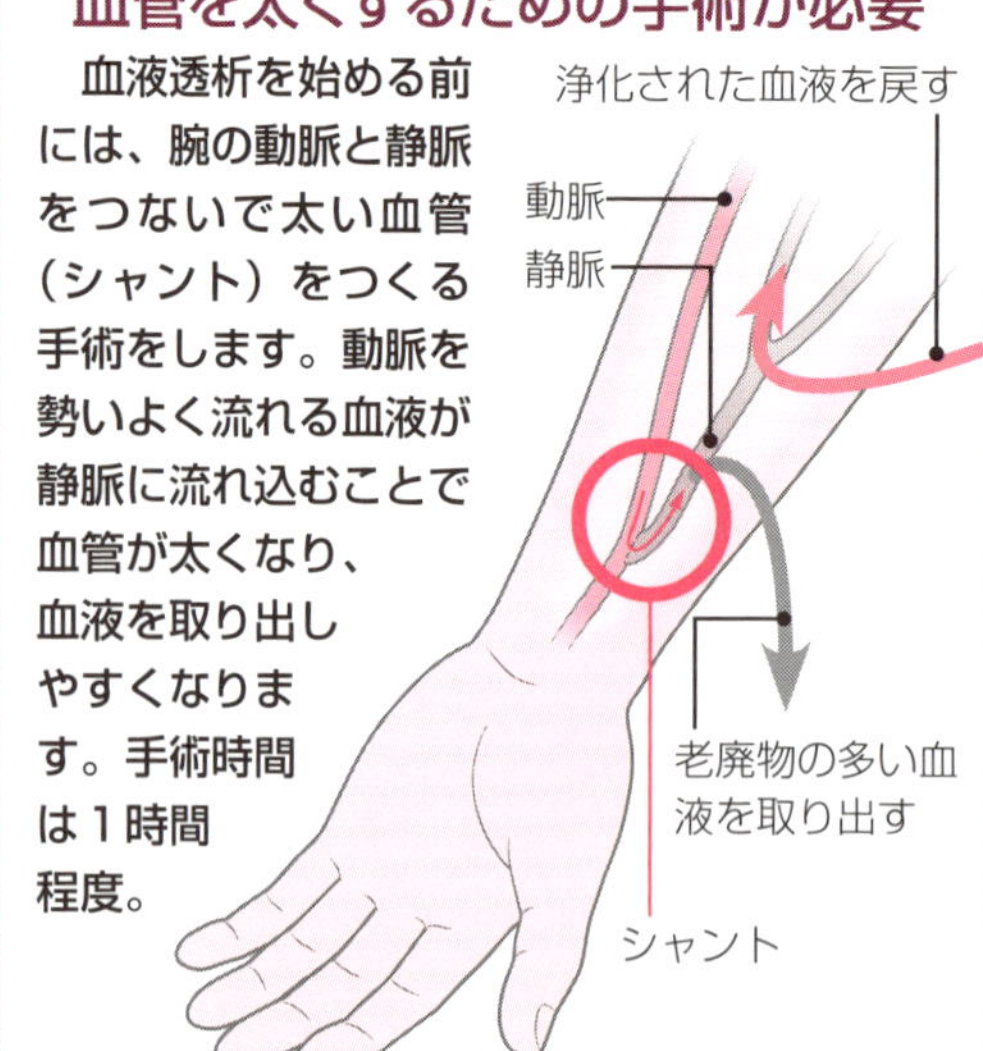

長期的に続けられる治療法

血液透析は、献血と輸血を続けざまにおこなっているようなもの。採血した血液をほかの人に提供す

血液透析の特徴

血液透析は、多くの場合、透析専門の病院やクリニックなどで実施されています。深刻な合併症などが生じないかぎり、長く続けることができます。

時間的な制約を減らす方法も

多くの場合、透析は昼間の時間帯におこなわれていますが、施設によっては夕方以降の時間帯にも透析が受けられます。昼間は仕事、夜は透析ということも可能です。

体への負担を減らすために、通常４時間のところを７～８時間かけてゆっくり透析する方法もあります。夜、眠っている間に長時間透析を受けられる施設もあります。

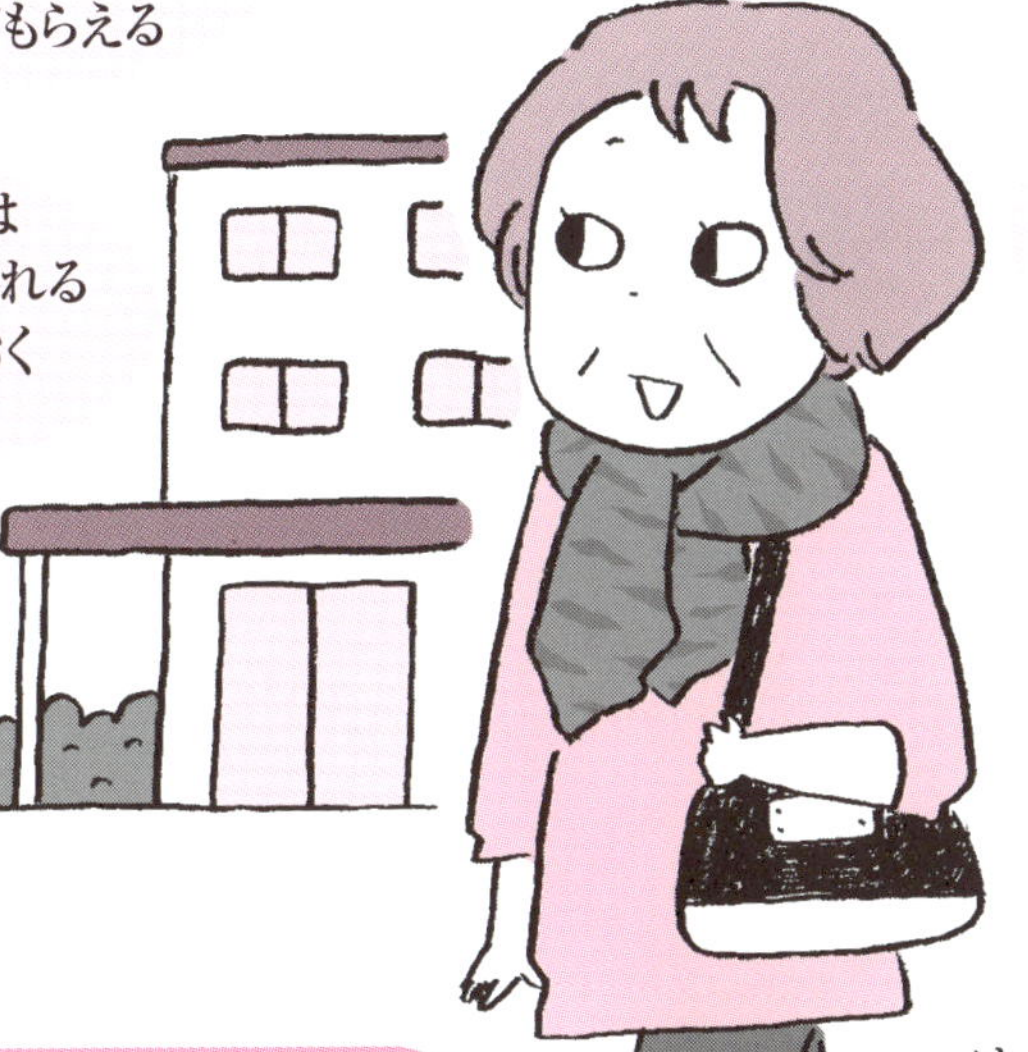
週３回、
４時間程度の
通院が必要
機械の
操作などはすべて
医療スタッフに
やってもらえる
2泊以上の旅行は
出先で透析を受けられる
機関を確保しておく
必要がある
残っている
腎機能は急激に低下し、
尿はほとんど
出なくなる
水分・
塩分制限はいっそう
厳格に守らなければ
ならない

頻回の通院は面倒なようだが、体調管理には役立つ。とくに高齢の患者さんの場合、定期的な通院が体を動かすよい機会になる面もある

るかわりに、きれいにしてから自分の体に戻していくわけです。

透析を受ける間、患者さんは本を読んだり、テレビを見たり、それぞれ自由に過ごせます。パソコン操作くらいはできますので、ベッド上で仕事をしている人もいます。一〇年以上にわたり治療を続けている患者さんも少なくありません。決して「透析になったらおしまい」ではないのです。

災害時の対応を確認しておこう

大地震などの災害で、血液透析が予定どおり受けられないなどという事態が起きないともかぎりません。災害時の連絡先など、かかりつけの医療機関に確認しておきましょう。

透析が受けられるまでの間は、水分と塩分を極力制限し、体に水をためないようにすることが大切です（→92ページ）。

血液透析中の注意点

体重管理が重要。水分・塩分は厳しく制限

通院しながら受ける血液透析では、二～三日分の汚れを集中して浄化していきます。汚れや水分がたまりすぎないよう、透析と透析の間の日常生活の過ごし方に注意が必要です。

「水太り」は危険

血液透析を受けたあと、次の透析日までに起きる体重増加の大部分は、体にたまった水分によるもの。１回の透析で取り除ける水分量には限りがあるため、過度の水太りは避けなければなりません。

透析と透析の間は、体内に水がたまっていく

尿量が減ると、体から出ていく水分より飲みもの、食べものからとる水分のほうが多くなるため、水がたまって体重が増える

「ドライウエイト」を目標に透析をする

体に余分な水分がたまっていないときの体重が「ドライウエイト」。透析後にドライウエイトになるよう、血液から余分な水分を取り除いていく

体重が増えすぎていると……

除水しきれない

無理にドライウエイトまで戻すと血圧が下がりすぎ、めまい、脱力感などが強く出る

血管への負担が増す

血液の量が増えすぎた状態が続くと、心臓や肺、血管などに負担がかかる

心不全などの合併症が増える！

▼体重管理の目標値

中１日	ドライウエイト(kg)×3%以内
中２日	ドライウエイト(kg)×5%以内

体重の増えすぎを防ぐために

水がたまり、体重が増える原因の多くは水分と塩分のとりすぎです。血液透析を始めたら、塩分制限はこれまで同様に厳しく、さらに水分摂取量も減らす必要があります。

塩分制限の厳守を徹底

塩分摂取量が増えると、その分、水がたまりやすくなります（→ 50 ページ）。1 日 6g 未満の目標量の厳守を徹底しましょう。

水分摂取を減らす

尿を除くと、体から出ていく水分は汗や呼吸、便に含まれるものだけ。一方で、体には飲みもの、食べものに含まれる水分が入ってくるうえ、体内で消化・吸収される際に生じる水（代謝水）もあります。各自のドライウエイトや尿量にもよりますが、飲水量は 1 日 600mL 以内にするのが安全です。

▼減らすポイント

- ●汁ものの汁は残す
- ●葉ものの野菜など、水分の多い食材は減らす
- ●お茶など、飲みものは量を決めて飲む
- ●アルコール飲料は禁忌ではないが制限量を超えやすいので注意

自宅でも体重測定を続け、増えすぎていないかチェックする

カリウム・リンにも要注意

透析によってカリウムやリンはある程度除去されるものの、限界があります。血液中に増えすぎているようなら食事制限、場合によっては薬物療法が必要になります。

血液検査の結果をみて対応する

体重測定、血液検査で状態を確認していく

血液透析を受ける人が、もっとも注意しなければならないのは体重の管理です。自分のドライウエイトを医師に確認し、透析前にはかる体重が右に挙げた目標値の範囲におさまるよう、食べもの、飲みものを調整していきましょう。

透析療法中は、月二回程度、血液検査がおこなわれます。血液中の老廃物（尿素窒素、クレアチニンなど）の量から透析の効果を確認するほか、カリウム、リン、カルシウム、副甲状腺ホルモン、ヘモグロビンの量をみて、必要な対応を考えていきます。

在宅血液透析

自宅でできる血液透析の取り組みも始まっている

同じ血液透析でも、在宅血液透析なら自宅でいつでも何度でもおこなえます。まだまだ実施例は少ないのですが、今後、普及していく可能性もあります。

毎日のようにできるから体は楽になる

通院しながら受ける血液透析は、健康保険制度上、週三回が限度です。しかし、たまった汚れをまとめて片づけるより、毎日少しずつ片づけていくほうが体の負担は少ないのです。それを可能にするのが、在宅血液透析です。

自宅でできるという点は腹膜透析と同じです。しかし、腹膜透析より老廃物などを取り除く効果は高く、毎日のようにおこなえば、食事制限・水分制限はほとんど必要なくなります。一方で、患者さん自身がしなければならないことも多く、実際に受けている人は、あまり多くはありません。

在宅血液透析の特徴

医師は、患者さんの希望を踏まえて透析にかける時間や頻度、使用する透析液の種類などを指示します。その指示にしたがい、在宅での血液透析を進めます。

自由度が高い
透析のたびに施設に通う必要がなく、自分の生活に合わせて実施できる。週5〜6日おこなえば、1回の透析時間は2〜3時間で済む

回数・時間を増やせるから、より自然
透析回数を増やしたり、ゆっくり時間をかけて透析したりすれば体内環境の変化が少なくなるため、体への負担は軽くなる。食べたり飲んだりできる量も増やせる

実施例はまだ少ない
在宅血液透析をおこなっている人は、日本全国で800人程度。比較的若い患者さんにかぎられているのが実情

自宅で血液透析をおこなうための条件

在宅でおこなう血液透析も、通院しながら受ける血液透析も、血液を浄化するしくみ自体は同じです。ただ、透析時に医療スタッフの立ち会いはありません。患者さん自身の「ぜひこの方法で」という強い思いがなければ続けにくい方法でもあります。

実施医療機関が近くにあるか

開始前には、医療機関で透析の手順や装置の操作、緊急時の対応法などについて指導・訓練を受ける必要がある。開始後は定期的に通院し、血液検査を含めたチェックを受け続ける

自宅に装置を置ける状況か

装置を置くスペース、透析液などの保管場所の確保が必要。装置を動かすための専用電源や、給水・排水設備の工事が必要になることもある

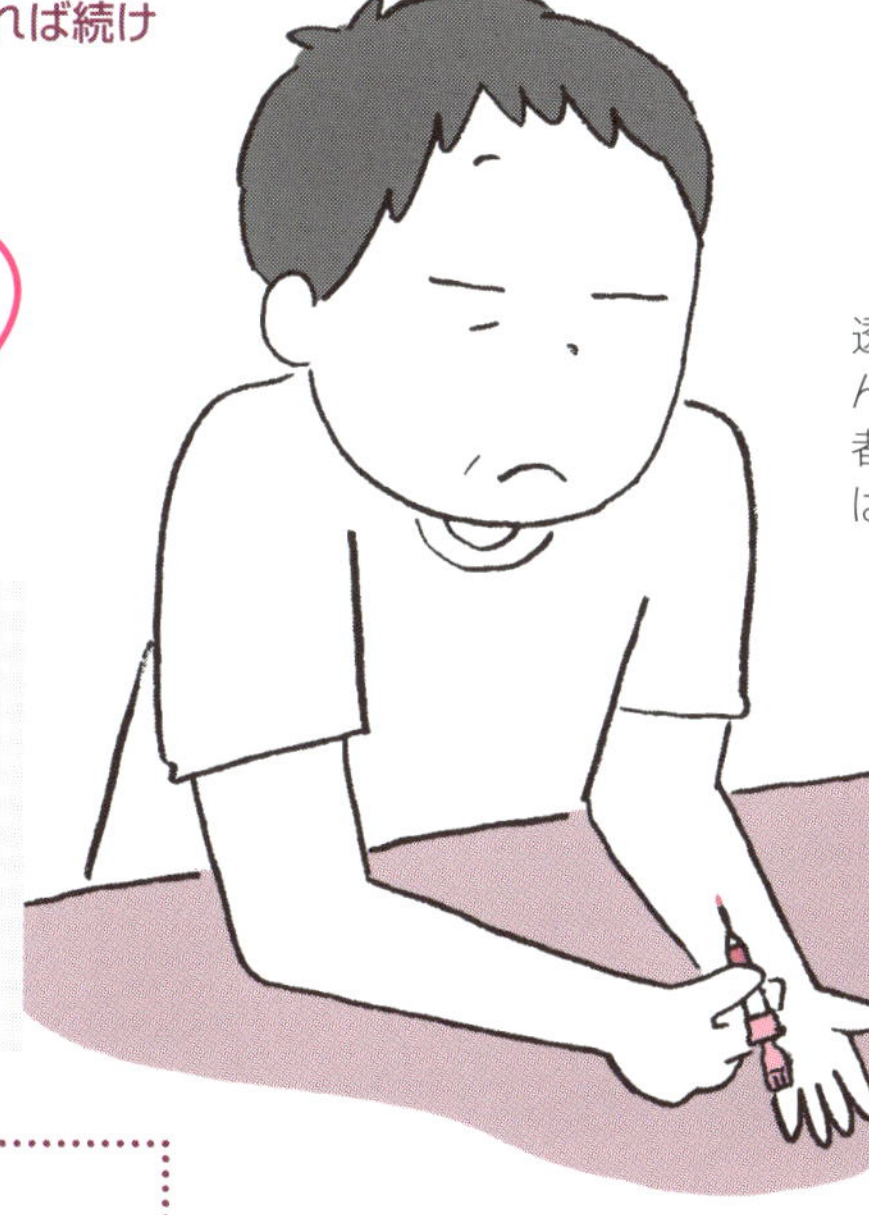

透析のための針刺しも患者さん自身でおこなう。医療従事者の資格をもつ家族がいれば、やってもらってもよい

すべて自分で管理できるか

透析のための準備、装置の操作、針刺し、片づけなど、すべて自分で管理し、実行しなければならない

介助者は確保できるか

透析中に緊急事態が発生したときなどは、患者さんにかわって装置の操作や医療機関への連絡ができる介助者が必要

費用は通院でも在宅でも同じくらい

- 透析装置は医療機関から貸与されるので購入する必要はない
- 装置設置のための工事費などは自己負担
- 装置を動かすための電気代・水道代などはかかるが、透析のための通院代は不要になる
- 在宅血液透析も健康保険が適用される。治療費・薬代などの自己負担分は通院時と同様

腎移植

条件さえ整えば患者さんには理想的な治療法

透析療法も進化しているとはいえ、健康な腎臓の働きにまさるものはありません。健康な腎臓そのものを分けてもらう腎移植が受けられれば、透析の必要はなくなります。

腎移植の特徴

腎移植は、失われた腎臓の働きそのものを回復させる唯一の手段です。

移植後の制限はほとんどない

移植した腎臓がしっかり働き始めれば、透析の必要はなくなる。活動に制限はなく、水分制限も不要。減塩やエネルギー量のコントロールは健康のために続けたほうがよいが、たんぱく質、カリウム、リンなどの制限はいらなくなる

腎臓以外に大きな問題はない患者さんが対象

手術に耐えられるだけの体力がある人が対象になる。腎臓病以外にも重い病気をもつ場合には、移植は受けられない

免疫抑制薬を使い続ける

拒絶反応が起こらないよう、移植後は免疫抑制薬の服用を続ける。感染症にかかりやすくなるので注意が必要

▼腎移植のしくみ

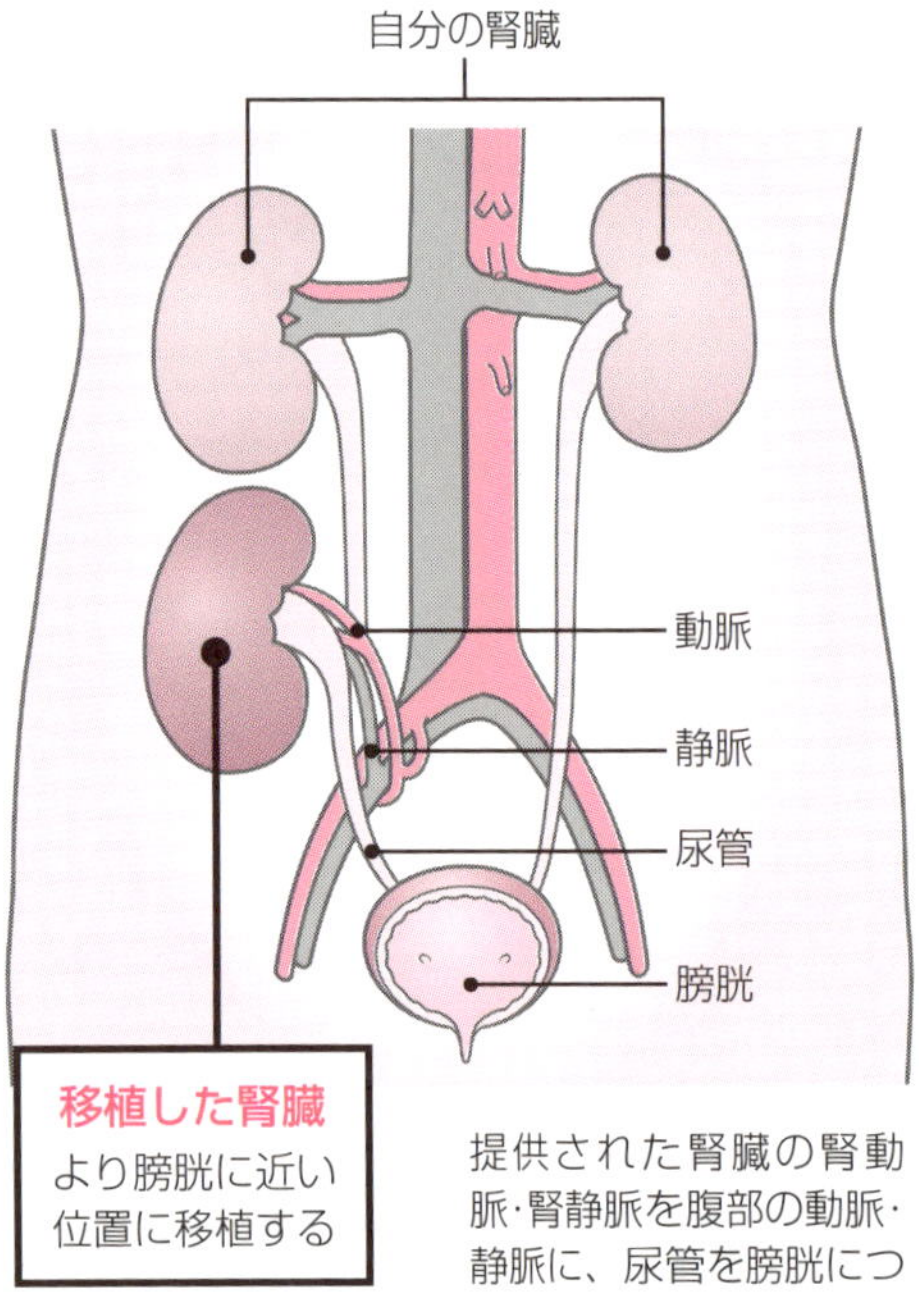

自分の腎臓

動脈

静脈

尿管

膀胱

移植した腎臓

より膀胱に近い位置に移植する

提供された腎臓の腎動脈・腎静脈を腹部の動脈・静脈に、尿管を膀胱につなぐことで移植は終了。血液が流れ込み、移植した腎臓が働き出す

提供者がいて初めて成り立つ治療法

日本の腎移植の成績は世界でもトップクラス。五年生着率、つまりもらった腎臓が五年後もきちんと働いている確率は生体腎移植で九〇％以上、献腎移植でも八〇％程度と良好です。献腎移植ではドナーと血液型や白血球の型が合う人が優先されますが、免疫抑制薬

2つのタイプがある

腎移植を受けるには、健康な腎臓を提供してくれる人（ドナー）が必要です。亡くなった人がドナーとなる場合と、健康な人がドナーとなる場合とで、少し違いがあります。

健康な人から腎臓を1つもらう 生体腎移植

患者さんの配偶者や親戚※で、「提供してもよい」という人がいれば、この方法が可能です。ドナーは健康な成人で、腎機能も正常であることが求められます。ドナーの腎機能はいったん半減しますが、徐々に残った腎臓の機能が上がり、摘出前の7割程度まで戻ります。

※6親等内の血族、配偶者と3親等内の姻族に限られる（日本移植学会のガイドライン）

亡くなった人の腎臓を1つもらう 献腎移植

日本臓器移植ネットワーク(https://www.jotnw.or.jp)を通じて、移植を受けたい人が、亡くなったドナー登録者から腎臓をもらう方法です。ただ、移植を希望して登録している人にくらべてドナー登録者は少なく、献腎移植を受けられる人は年間200人前後です。

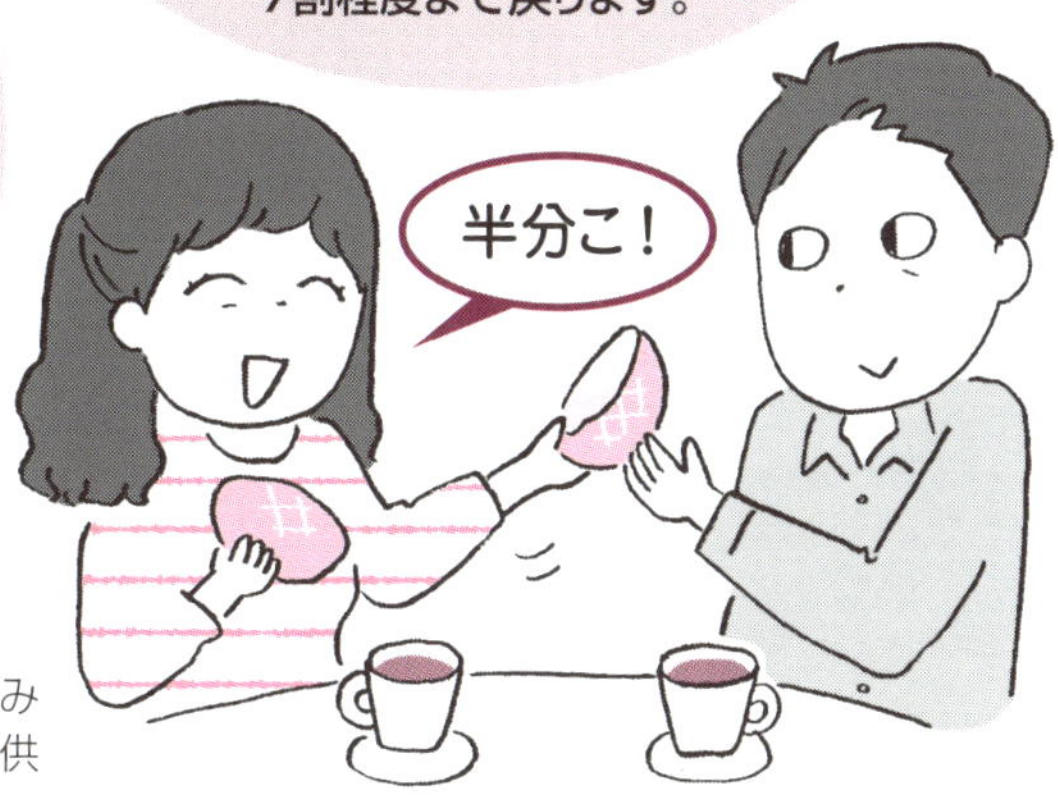

「同じものを食べたい、飲みたいから」と、配偶者が提供を申し出てくれることも

などの進歩もあり、実際にはだれの腎臓でも移植自体は可能です。

ただ、腎移植は「自分の腎臓を提供してもよい」という人がいて、初めて成り立つ治療です。幸運にも移植を受けられたら、健康的な生活を心がけ、もらった腎臓を守りましょう。うがい、手洗い、冷えの防止など、感染症を防ぐ対策も忘れないでください。

移植には多額の費用が必要？

移植手術には健康保険が適用されます。自己負担分についても、さまざまな助成制度を利用できるので、実際に自分で支払う額は低額ですむでしょう。透析治療を受けてきた人の場合、完全に透析が不要になるまでは特定疾病療養受療証（→98ページ）が使えます。

ただし、健康保険の適用がない入院時の費用（差額ベッド代、食費など）は別途かかります。詳しくは病院の医療相談室などで相談を。

COLUMN

公的な制度の利用で医療費の自己負担は減らせる

制度の利用には申請が必要

慢性的な病気の治療は、診察代、検査代、薬代などの医療費がかかり続けます。慢性腎臓病の場合、進行するにつれ薬が増えていく分、医療費の自己負担も増していきます。

ただ透析治療については、公的な制度を利用することで、患者さん自身の自己負担額は月一万～二万円に抑えられます。制度の利用には申請が必要ですので、きちんと手続きしておきましょう。

自己負担額は減らせても、透析治療にかかっている実際の医療費は高額です。患者さん一人につき一年間で四〇〇万円以上、日本全体でみると一兆円をはるかに超えるお金が、透析治療に費やされています。

透析治療に至る前の段階でしっかり治療し、慢性腎臓病の進行を止めることは、国の財政負担を軽くするという意味でも大切なことなのです。

▼透析を受けている患者さんが利用できる制度

特定疾病療養受療証	透析療法が必要な慢性腎不全は「特定疾病」に指定されている。特定疾病療養受療証の交付を受け、医療機関の窓口に提示すれば、毎月の自己負担額は1万～2万円に減額される
	【申請先】加入している健康保険（または後期高齢者医療制度）の窓口
身体障害者手帳	透析を受けている人だけでなく、透析は受けていなくても腎機能が一定レベルにまで低下している場合には、身体障害者手帳の取得が認められることもある。手帳の等級と所得により、透析療法以外の医療費についても助成が受けられる。各市区町村によって異なるので確認を
	【申請先】市区町村の障害福祉担当窓口
その他	原因疾患によっては、特定疾患医療給付制度、小児慢性特定疾患治療研究事業による補助の利用が可能なことも。通院先の医療相談窓口などで相談してみるとよい

健康ライブラリー イラスト版

腎臓病のことがよくわかる本

2016年8月10日 第1刷発行
2022年9月22日 第6刷発行

監 修　小松康宏（こまつ・やすひろ）
発行者　鈴木章一
発行所　株式会社講談社
東京都文京区音羽二丁目12-21
郵便番号　112-8001
電話番号　編集　03-5395-3560
販売　03-5395-4415
業務　03-5395-3615
印刷所　凸版印刷株式会社
製本所　株式会社若林製本工場

N.D.C. 493　98p　21cm

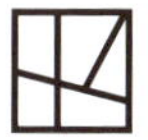

KODANSHA

ISBN978-4-06-259806-4

■監修者プロフィール

小松 康宏（こまつ・やすひろ）

1984年、千葉大学医学部卒業。聖路加国際病院副院長・腎臓内科部長を経て、2017年11月より群馬大学大学院医学系研究科医療の質・安全学講座教授、2018年4月より群馬大学医学部附属病院特命副病院長。東京女子医科大学非常勤講師。慢性腎臓病の名医として知られるが、「神の手」より大切なのは、医師・看護師・栄養士・薬剤師らが緊密に連携しあう「チーム医療」との信念をもつ。「患者本位の医療」を実践する立場から、「腎臓病 SDM 推進協会」の代表幹事として、共同意思決定に基づく治療法選択の普及に努めている。著書に『慢性腎臓病患者とともにすすめる SDM 実践テキスト――患者参加型医療と共同意思決定』（共著、医学書院）、『腎臓病診療に自信がつく本』（カイ書林）、『シチュエーションで学ぶ輸液レッスン』（メジカルビュー社）、『腎臓病にならない、負けない生き方』（サンマーク出版）など。

■参考資料

日本腎臓学会編『CKD 診療ガイド 2012』（東京医学社）

日本腎臓学会編『エビデンスに基づく CKD 診療ガイドライン 2013』（東京医学社）

山縣邦弘編『コメディカルのための CKD（慢性腎臓病）療養指導マニュアル』（南江堂）

富野康日己著『よくわかる透析療法』（中外医学社）

富野康日己監修『最新版 本気で治したい人の腎臓病』（学研）

小松康宏著『腎臓病にならない、負けない生き方』（サンマーク出版）

●編集協力　オフィス201　柳井亜紀
●カバーデザイン　松本 桂
●カバーイラスト　長谷川貴子
●本文デザイン　勝木デザイン
●本文イラスト　松本麻希　千田和幸

講談社　健康ライブラリー　イラスト版

狭心症・心筋梗塞
発作を防いで命を守る

国家公務員共済組合連合会立川病院院長
三田村秀雄　監修

もしものときに備えて自分でできる対処法。
発作を防ぐ暮らし方と最新治療を徹底解説！

ISBN978-4-06-259817-0

不整脈・心房細動がわかる本
脈の乱れが気になる人へ

東京慈恵会医科大学循環器内科教授
山根禎一　監修

不整脈には、治療の必要がないものと、放っておくと脳梗塞や
心不全になるものがある。不整脈の治し方とつき合い方を徹底解説。

ISBN978-4-06-512942-5

糖尿病は先読みで防ぐ・治す
ドミノでわかる糖尿病の将来

慶應義塾大学医学部腎臓内分泌代謝内科教授
伊藤　裕　監修

糖尿病はドミノ倒しのように病気を起こす。
タイプで違う合併症の現れ方と対処法を徹底解説！

ISBN978-4-06-259816-3

新版 入門 うつ病のことがよくわかる本

日本うつ病センター理事
野村総一郎　監修

典型的なうつ病から、薬の効かないうつ病まで、
最新の診断法・治療法・生活の注意点を解説。

ISBN978-4-06-259824-8

心臓弁膜症
よりよい選択をするための完全ガイド

国際医療福祉大学三田病院心臓外科特任教授
加瀬川　均　監修

患者数・手術数とも多いのに知られていない一方、放置すれば心房
細動や心不全のおそれも。基礎知識から最新治療法まで徹底解説。

ISBN978-4-06-523502-7

まだ間に合う！ 今すぐ始める認知症予防
軽度認知障害（MCI）でくい止める本

東京医科歯科大学特任教授／メモリークリニックお茶の水院長
朝田　隆　監修

脳を刺激する最強の予防法「筋トレ」&「デュアルタスク」。
記憶力、注意力に不安を感じたら今すぐ対策開始！

ISBN978-4-06-259788-3

脂質異常症がよくわかる本
コレステロール値・中性脂肪値を改善させる！

帝京大学臨床研究センター　センター長
寺本内科・歯科クリニック内科院長
寺本民生　監修

「薬なし」で数値を改善する食事療法・運動療法のコツを図解！
薬の始めどき・やめどき、動脈硬化が進んだときの対策まで。

ISBN978-4-06-259823-1

高次脳機能障害のリハビリがわかる本

はしもとクリニック経堂院長
NPO法人高次脳機能障害支援ネット理事長
橋本圭司　監修

忘れっぽい、怒りっぽい、疲れやすい――
脳損傷後に現れる後遺症への理解が深まる実践リハビリの決定版。

ISBN978-4-06-259760-9